U0275572

段逸山◎主編

第
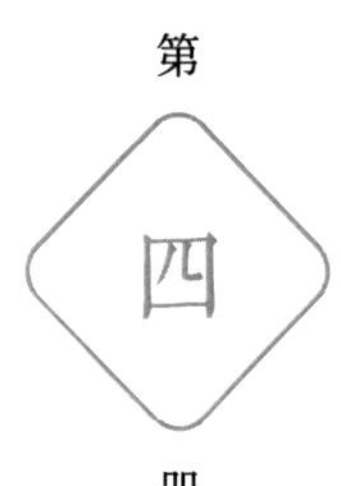

冊

·經驗良方

·青囊集要（卷一至卷三）

上海辭書出版社

上海辭書出版社圖書館藏

中醫稿抄本叢刊

經驗良方

經驗良方

《經驗良方》不分卷，清抄本，一册，著者佚名。是書横開本，書高十五點一厘米、寬十八點五厘米，白綿紙抄寫，無封面、序跋、目録，無版框界行。書中援引清初趙吉士、倪涵初先生醫方，『玄』皆避諱改『元』，當成書于清代康熙之後。首葉有朱色方形鈐章三枚，從上至下分别爲『紹興裘氏』『讀有用書樓藏書之章』『中華書局圖書館藏書』，係裘吉生舊藏。

是書記載醫方約五百餘首，無分類整理，按治方内容和次序大體可分爲咽喉等症方、截瘧良方、治痢方、治痔瘡方、大便諸症方、小便諸症方、男科諸症方、婦人諸症方、外科諸症方、傷科諸症方、救卒死諸方、其他雜病方及雜録諸條。各科選方皆名方驗方與單方便方混雜，如『倪涵初治瘧三方』『倪涵初治痢三方』等皆是當時頗具權威性的治瘧、治痢方案，同時亦載有生何首烏治痔瘡腸風下血、鮮菖蒲根治鼻臭腦漏、百部草煎湯治虱蟲、青殼鴨蛋治小腸氣等民間諸多便方、驗方。每方首載方名、主治，次録方組劑量和製作服法，記叙簡要。書中部分醫方所載或有訛字，如治療老婦崩漏的『膠杜飲』，藥用阿膠、全當歸、酒洗西紅花、冬瓜子四味，與清代謝元慶《良方集腋》『膠紅飲』方同，從方組推測『杜』當爲『紅』之訛。書中亦載有少量醫案，如『丁巳夏令』醫案一則，患者感寒發熱後虚弱困頓，治方以加味异功散健脾和胃，方後詳列方解，頗具章法。書末雜録醫學内容諸條，主要援引清初趙吉士《寄園寄所寄》『方抄』篇内容，次序和文字略有差异。

是書原據卷首『咽喉等症方』題名，觀全書内容與書名似不相當，書末有『經驗良方終』五字，可知『經驗良方』應爲此書原名，今正其名。是書部分醫方頗具特色，然大略分部而未分類，臨證使用不便，有待進一步整理挖掘。

（張雪丹）

目録[一]

〔一〕目録標題多參酌内容擬定。

咽喉等症方

加減荆防散　荆芥穗钱　牛蒡子二钱（炒研）
杏仁泥（去皮尖）　銀桔梗一钱　羌活钱　防风钱　薄荷叶钱
姜蚕（炒）钱　射干钱　生甘草五分　蝉衣（去头足）钱　葱一根　煎服

喉閉並方　生地钱　貝母钱　丹皮八分　薄荷八分
桔梗卡　牛膝八分　甘草八分　赤芍一钱　明粉卡　麦冬钱（去心）　煎服

纏喉風痰壅氣塞牙關緊閉方
牛蒡子二钱（研）　元參钱　黄芩钱　升麻五分　枳殼钱　瓜蔞仁钱（研）
犀角八分　木通八分　貝母钱　甘草五分

上清丸　治喉中熱毒腫痛蛾痺等症
熊膽二钱　雄黄五钱　硼砂四钱　薄荷叶五钱　青黛五钱　膽凡二钱
共研细末　煉白蜜為丸如芡实大　臥時以舌壓一丸自
化入喉　甚為神效

冰硼散　治咽喉十八症一切雙單喉蛾喉痺等症
冰片五分　人中白煅钱　黄柏末钱　胡黄連五分　玄明粉钱
硼砂钱　黄芩钱　兒茶钱　青黛钱　膽凡钱
共研細以瓶裝好　患者吹之自愈

截瘧良方　無論新久　其效無比
常山钱（酒炒）　檳榔钱　烏梅三个　料荳四十九　甘草一钱
生姜一片　紅棗三枚　煎，露一宿　空心溫服

截瘧末藥方 細辛一錢 生半夏六分
生川貝五分 華撥六分 丁香六分 共為細末
用膏藥兩張上末藥少許益心貼一張後
脊骨貼一張 日日煮貼第一節骨潤日再貼第
二脊骨三日再第三節骨

又方 麝香二厘 冰片二厘 細辛一錢 丁香一錢 共研細末
以瓶裝勿令洩氣 凡遇瘧用膏藥一張上末藥
少許 發病者熱淨後涼時膏藥貼肚臍上俟
二次瘧止揭去

倪涵初治瘧三方 不拘陰陽瘧自一二三日及四時瘧不分老少久近依方循次服之

第一方 陳皮一錢 茯苓一錢 柴胡八分 青皮八分 檳榔八分 黃芩八分
威靈仙一錢 製半夏一錢 川厚朴八分姜汁炒 蒼术八分米泔水浸炒 炙甘草三分
井河水各一碗 加鮮生姜三片為引 飢時熱服 如
頭痛加白芷一錢 無汗加麻黃五分 只用一劑 仍去之 此方
平胃消痰 理氣除濕 受病輕者二劑即愈 如
三劑後病勢減而未全愈者 則服第二方

第二方 生首烏三錢 威靈仙五分 鱉甲一錢醋炙 陳皮八分
茯苓八分 柴胡八分 黃芩八分 當歸一錢 白术一錢米泔浸炒
知母一錢去淨毛鹽酒拌炒 炙甘草三分 生姜三片 井河水各一碗
煎至八分時再加陳酒半杯再滾 空心服 久瘧加
人參一錢 此方補瀉互用 寔得宜 即極弱之人

受極重之病五劑之後亦有起色斟加減一二
即不致成癰心之後再服第三方

第三方 人參二錢 黃芪一錢炙 當歸一錢 土炒白术一錢 陳皮八分
炙甘草五分 柴胡八分 升麻四分 或加何首烏二錢 知母一錢
或加青蒿子八分 麥冬一錢 生姜一片 紅棗三枚為引
半飢時並服三五劑 元氣充實 永不發 無力用
參者則重用黃耆白术

癰後成痞塊方 治除痞方
炒小茴一兩 吳萸一兩 青皮二兩 陳皮二兩
炒蒼术一兩 煨莪术二兩 白芷一兩 肉桂一兩 砂仁半
共研細末 水法為丸 加硃砂半 水飛為衣 每日
清晨用清茶服半

治痢方 炒焦山查一兩研末 紅者用洋糖
半泡湯和山查末服 白痢者用紅糖和服
紅白並者用紅糖洋糖各半 和服

水瀉痢疾仙方 羌活炒研四兩 蒼术米泔浸炒研六兩
大杏仁去皮尖去土二兩 大黃酒炒一兩 草烏麵色煨姜汁製一兩
共研細末 散裝勿令洩氣 有求者向年付
藥對症用引空心服之 二服即愈 忌一切生冷葷
食油膩葷腥煎炒厚味發物 ○水瀉濃姜
湯下○白痢濃姜湯下○紅痢淡姜湯下○

久病地榆湯下○紅白痢淡姜加甘草湯下○

一二歲每服八分 三四歲服一分 八九歲服一錢五分

十五六歲服二錢 二三十歲服三錢 身弱者一錢五分

年高者一錢五分 孕婦忌服

治噤口痢疾方 大黑棗七枚去核

大黃醋浸新瓦焙干研末三分 此方以大黃末納

入棗肉每棗濕紙包好置微火中

煨有香味即取出候冷與病者慢慢

嚼之嚥下三四棗即思飲食

又方 石蓮肉去心一兩 廣木香三錢

共研細末每服一錢米湯下

倪涵初治痢疾三方

初起一方 川連二錢 條芩二錢 白芍二錢 山查三錢

枳壳一錢 檳榔一錢 厚朴一錢姜炒 青皮一錢

當归一錢 甘草一錢 地榆一錢 木香三分

紅花酒炒三分 桃仁去皮尖研一錢 水煎空心服

此方無論紅白裏急後重身热腹痛者

俱可服 如單白者去地榆桃仁加橘紅

木香用三分 如滯者加酒炒大黃二錢服二劑仍

去之 如年壯者大黃可不必拘定二錢 但病者

三五日及旬日神效，若半月則當加減，另詳於左

加減三方 酒炒川連不 條芩酒炒不 酒炒白芍の 橘紅リ
當歸朩 青皮の 檳榔の 炙甘草ラ 桃仁去皮尖研不
紅花ラ 木香ラ 水煎服。及延至一月，脾胃弱
而虛滑者，法當補理，具方於左

補理三方 酒炒川連不 酒炒條芩不 酒炒白芍の 橘紅不
當歸朩 炙甘草ラ 人參朩
白朮朩 米泔水浸透，荷叶包蒸 水煎空心服，渣再煎服。若
無力用參，則重用於潞白朮亦可。以上三方隨
用輒效。如孕婦則去桃仁、紅花、檳榔

涼血地黃湯 治痔瘡腫痛出血
大生地平 赤芍五 炒槐角五 歸尾平
枳殼半 粉甘草朩 炒黃芩半 荊芥炭五
花粉半 升麻朩 黃連不 地榆炭五
白藕豆平 側柏葉平 水煎服

通聖散 治痔漏壅痛大便不通
防風半 荊芥半 赤芍五 當歸尾平
川芎半 甘草朩 炒山梔半 連翹去心半 黃芩半
桔梗半 炒白芍平 石膏平 滑石粉半 大黃平

朴硝一錢 水煎空心服以湯三四次即以米湯止之

十全大補湯 補理虛症

茯苓二錢 酒炒杭白芍一錢五分 酒炒淨歸身二錢 熟地二錢

焦白朮一錢五分 上肉桂三分 炙黃耆一錢五分 党參一錢五分 川芎一錢

炙甘草八分 煨生薑一片 紅棗三枚 煎服

六味地黃湯 宜半補半瀉症

大熟地二錢 雲茯苓二錢 淮山藥二錢 山萸肉一錢五分

粉丹皮一錢五分 福澤瀉一錢五分 煨薑一片 紅棗三枚 煎服

清熱散 痔初發服二三劑即愈

當歸二錢 生地二錢 枳殼二錢 連翹二錢

升麻一錢 牛膽製槐角二錢 黃芩八分 黃連八分

黃柏八分 陳皮一錢 荊芥一錢 防風一錢

地榆一錢五分 水煎空心服如大便燥熱加酒蒸

大黃二錢 麻仁炒研一錢五分

提肛散 治久痔虛損肛門下墜及脫肛便血等病

歸身二錢 黃耆一錢五分 人參一錢 白朮一錢

陳皮一錢 川芎一錢 炙甘草一錢 升麻八分

柴胡八分 條芩八分 川連八分 白芷八分

水二鍾煎服空心宜多飲

琥珀丸 治痔漏穿開膿水不乾

明礬四兩 象牙末二錢 血竭三錢 乳香末去油

沒藥末去油 蜂房末 共煅研末加麝

香三分用黄蜡四錢鎔化和勻為丸每

日早晚開水送下一服

内消玉寶丹 治痔使之内消不用挂線

酒炒黄芩三兩 酒炒川連三兩 酒炒槐花三兩

焙研艾根三兩 粉甘草四兩 荆芥穗酒炒三兩

地榆炭三兩 刺猬皮倚壁土煅存性四兩 肥雞一只吊取腎血管毛焙研

以上藥共研細末用白蜜四斤煉熟再入黄蜡一兩

同化為丸如桐子大以硃砂為衣每服四五十丸日

進三服蜜湯送下外用蜣螂煅為末以淨乳汁

調敷患處一日敷二次約十七日外自愈

内消退管丸 服此丸其管内消且生毒成漏者亦效

带子蜂窩一個火煅存性 刺猬皮約五兩重者不使壁

土火煅存性 蟬退二錢 廣木香二錢 揀淨火硝二錢

去油乳香二錢 去油沒藥二錢 象牙末醋炒[illegible]

血竭一錢　共研末用黄蜡八兩　先入銅鍋内熬成黑色提起待温入前藥末攪匀為丸如桐子大每服二十九空心陳酒服下約七日後漏孔自出膿血日日服之半月之後内毒將尽托出内管漸漸剪去像管脱尽再用生肌散收口並毒水未尽其色紫红毒尽其色淡红或用火腿湯洗三四次膿水自乾即愈

養生丹

治痔瘡成漏　百發百中

母豬大腸頭約一尺入朴硝四兩　扎緊大腸兩頭入瓦罐内水三碗鹽泥封口煅存性醋炒象牙末二兩　雄黄一錢　醋炙山甲廿四片　麝香一錢　刺蝟皮一个陳壁土煅存性　去油乳香一錢　去油没藥一錢　豬懸蹄廿四个切片土炒　地榆炭三錢　生大黄一兩　明礬一兩　小活龜三个入瓦罐鹽泥封口煅存性　青鹽一錢　白芷一兩　黄牛角尖一个煅存性　帶子蜂窩一个火煅存性　自然銅一錢醋煅　槐花一錢炒研　以上諸藥共研細末

內塞丸

先用黃蠟二兩入銅鍋內鎔化再入白蜜四斤
同熬〻離火稍冷〻入藥末和勻爲丸如桐子大
每早空心陳酒送下二錢須一月卽愈
如臟頭收起疼痛者用此丸塞之
輕粉一錢 牛黃一錢 天竺黃一錢 去油乳香一錢
去油沒藥一錢 麝香一錢 如痔瘡加冰片二分
共研細末用蚯蚓血數條搗爛爲丸如棗
核樣大再將冰片爲衣臨臥時塞入穀
道內七日爲度永無後患也

柏膠丸專治痔漏使之內消

廣膠八兩切碎以牡蠣粉炒成珠去粉研細
槐角米四兩以一莢內五粒者爲佳 川黃連一兩
側柏叶一兩晒干研細 硃砂一錢 雄黃一錢
揀大槐用白蜜四兩同蒸蜜老洗去蜜糖
小茴一錢 熊膽一錢 共研細末煉白蜜
成丸每日早晚白開水送下二錢 葷用雞子
素用豆腐過口如痔痛極者加去油乳香
一錢去油沒藥一錢 蟾酥一錢 和丸共研末沖服

亦可否則即加此後三味合成丸無碍

追毒丸 凡痔漏膿水從孔出先用此丸追盡膿毒後服閉管丸即愈

胡黃連一兩切片姜汁拌炒 刺蝟皮一兩陳壁土拌炒焦存性研末 麝香二分 共研細末用爛飯爲丸如麻子大每服半錢空心陳酒送下服丸後膿水反多乃藥力到也勿懼之

閉管丸 胡黃連一兩研末 山甲一兩麻油煮黃研末 石決明一兩煅研 槐花一兩微炒研末 煉蜜爲丸如麻子大每進二服早晚空心時用清米湯送下多服不至重者約四十日即愈如漏四圍有硬肉突起者加蚕繭二十個炒末和入藥中并除遍身諸漏甚効

猪肝散 專治不問遠年近日痔漏管立効

雄猪爽肝五條炙存性研細末 荔枝核乙斤燒存性研細末 乙末和匀每日清晨白開水送下三錢 其管自出用剪去末藥服完痔管盡出誠免刀傷毒藥之苦

賽金散

管冬再服調理方治之永無後患耳

治外痔神效

金腳信一錢 白礬一兩 先將二味入罐內炭火煅之烟盡爲度候冷取出外加蝎尾七個陰陽瓦焙透研末 生草烏一錢研末 照方配就和勻再研極細吐津調敷痔上良久再敷約六七次看痔黑色爲度其痔自落

枯痔散

凡痔翻出即用此藥塗之其痔自乾黑枯落但要用此方四邊好肉上必先用護治散護好

明礬四兩 白砒一錢 研末 輕粉一錢 硃砂一錢

先將礬入銅勺內熬滾次入砒末和勻以礬枯烟盡爲度候冷透火毒退盡將藥取出再入輕粉硃砂研極細收藏好每日辰午申三時以溫湯洗之再唾津調塗痔上七八日其痔自然枯落再上生肌散收功

護痔散　白芨　大黄　苦參　菉豆粉　寒水石
黄柏各等分　共研細末以熱水調塗四
邊好肉上再上枯痔散藥

喚痔散

凡痔在肛門內腸頭上外面不見痛苦不勝用
此藥喚出痔末以葱湯洗淨上淨
磁石一兩以活而吸鐵者為佳　枯礬生　干姜三
錢各研　草烏尖生研
共研極細末用葱汁調敷肛門上出頭肛自
脫出痔瘡上下洗淨四邊好肉上調敷護痔
散痔上敷枯痔散一日三敷三洗洗痔
用新羊毛筆蘸料扎細干洗之上藥亦用此
蘸藥敷痔上此以七日其痔乃出後日漸乾
枯十四日脫去痔根候脫痔根受色淡
紅即上生肌散收口用升陽散收入其腸內
服槐角散

貼頂升陽散

蓖麻子五粒去殼　射香三
共搗成膏將頭頂心髮剃去錢大
一塊貼此藥一時其肛即收入後再用

醋一口噴患處人面上立効

熊膽散

治痔堅硬疼痛脹肚不收

熊胆二分 冰片一分 共研末 先將大田螺一个挑開螺蓋入藥末在内放片時待化出漿水用雞毛蘸熊敷痔上五六次即愈

推車客散

治痔漏不論遠年近日最重者百日收功其管自出

棗仁三分炒 山甲三分炙 地骨皮三分 紅枳殼三分醋煮 刺猬皮一分條堊土燒存性 遠志肉三分 側柏葉三分明礬煮 蒼术三分鹽醋米泔水童便各製 陳棕炭三分 貫衆三分陳酒拌九熏晒 地丁七八月採開白花者陰干應用約共 槐角子三分炒

照方炮製研為細末空心用陳酒送下三錢如不飲酒者白開水送下一月後每服加推車客細末三分 推車客即蜣螂是也 數日其管自推出約出半寸許剪去再出再剪剪盡自愈

猬皮龍象膏

服此能令退管内消

水銀一兩　雄黄一兩　礦灰一兩　烏賴石一兩
明礬一兩　真象牙末一兩醋炒　刺蝟皮一兩陳壁土燒存性
川山甲一兩炙　豬懸蹄一兩燒存性　依見血碣錢
乳香錢畜　没藥錢去油
右藥先將前五味研末入罐内封口燒三
炷香　以水常擦罐底　待香燒完離火
候冷將藥取出退去火毒　再共餘藥研
爲極細末　用黄蠟二兩鎔化　和藥爲丸
如綠豆大　每日空心煮槐角湯送下五
十粒　日進三服　忌茶湯榔葱蒜　戒色
大約一月後即愈

盡根丸

凡痔漏全愈　服此丸永不再發
枯礬錢　雄黄錢　炒五倍子錢　炒烏梅錢
冰片分　共研細末　煉蜜爲丸　如桐子大
分作五服　空心白湯送下

燻洗方

地骨皮二兩　槐花二兩　韮菜根一兩　朴硝一兩
明礬錢　紫蘇叶錢　葱頭七个
共作一劑　煎濃水　先薰後洗　冷溫煎之

頻洗即愈

洗痔黄硝湯 治痔瘡瘇痛

大黄二兩 朴硝一兩 先將大黄用水十二碗煎至八碗再入朴硝略滚傾桶内先熏後洗即愈

洗痔瘡方 治瘇痛肛门下墜并諸新痔舊痔先熏後洗立見效驗

枳殻二兩 荔枝草四兩取未經陰干者為佳

用河水三瓢煎數滚先熏後洗水須留湯再煎重洗瘡甚者三次即消洗净即掺五倍子散

五倍子散 凡痔突發堅硬瘇痛或臓毒肛门反出不收搽敷

大五倍子揀數个敲一小孔取陰荔枝草揉碎填塞五倍子内以紙塞孔用湿紙包煨片時取出俟冷揭去紙碾為細末其藥末每加輕粉三分冰片五厘共研極細末待前湯洗後即將此藥干掺痔上即安睡勿動其腫即消其痛即止

凡外痔用此二方洗之搽之久之除根

永不再發勿以其藥賤而輕視之

煮藥線方

凡痔必不得已方可掛線

鮮芫花根一兩 雷丸一錢 蟾酥七 草烏一錢

生絲紬綿一兩 共和一處放罐內水二碗煮

至半碗去渣留汁將線取出又入藥汁

內煮將乾餘汁一小盞每日浸綿晒之以汁

盡爲度色紫就用 又六七月取露珠天蜘

蛛絲做藥綿穿漏縛痔隨時聽用

生肌散

掛線開刀之漏孔敷上剋日收口

芦甘石一兩用三黃湯煅七次 赤石脂一兩煅

國丹一兩水飛七次 廣木香一錢 川黃連一錢

乳香一錢去油 沒藥一錢去油 黃柏一錢 兒茶一錢煅

血碣一錢 降香一錢 白芷一錢 白蘞一錢 龍骨一錢

海螵蛸一錢 共碾細末加冰片半 收貯磁瓶

塞緊口勿洩氣諸毒皆能收口效驗

又生肌散

凡瘡口久爛不收敷上即效

木香 乳香 沒藥 黃柏 兒茶 血竭 降香

梹榔 黃連 輕粉 以上各等
共研細末敷用

五紅散 治漏管去腐肉
靈藥錢 雄黃錢 蟾酥五分 輕粉五分
乳香五分去油 沒藥五分去油 丁香錢
共研細末應用

收口藥方 珍珠錢 輕粉五分 血竭錢 龍骨錢
白斂五分 兒茶錢 硃砂五分 象皮錢
冰片三分 花蕊石錢 共研細末搗和為
條以燈草粗長三寸 陰干聽用

大便下血方 當歸錢 山萸肉 生地 阿膠石膏粉炒成珠
以上各一兩 棉花子壹斤
以上五味炒黑存研末用柿霜一二兩和
勻每早服錢 淡開水調下 晚服錢 俟糞出變黑血
斷以後忌食花椒胡椒燒酒

又方 當歸錢 川芎 白芍 生地各錢 黃連炒 黃柏 黃芩炒
梔子炒黑 槐花炒黑各五分 水煎空心服自愈

又方 當歸錢 大生地 地榆炭 黑山梔 槐角炭 荊芥炭
防風各錢 升麻 黃連炒各五分 甘草三分 水煎空心服

又方　陳棕炭等　血餘等　共研細糊爲丸白湯送下即愈
大人每服錢　小兒錢
大便秘結　生白蜜一茶盃　玄明粉錢　開水調服立通
不傷脾胃　神效
老人大便滯澁方
熟地三錢　淮山藥錢　山萸肉錢　雲茯苓錢
粉丹皮錢　澤瀉錢　煎好加白蜜等　人乳半杯
和勻空心服二三劑即通
大小便閉塞方　暑天取牛屎中蜣螂五十個用線
穿陰干揀全者一個放瓦上四面火烘脆當
臍中切斷　大便不通用上節　小便不通用下節
二便俱不通全用　服時研細末開水調下即愈
又方　連鬚蔥一斤　帶泥不洗　生姜一大塊　淡豆豉一
撮　食鹽一撮　同搗餅　焙烘透　熱安肚臍
上以布帛束之　愈時自通　否則再換一餅必通
治痔瘡腸風下血方
生何首烏數斤　切片曬干研末每早米湯服三錢
小便不通方　木通　生地　滑石　車前子　甘草　各等分水煎服
又方　獨蒜頭一枚　梔子廿一個　食鹽一撮　共搗爛敷臍
中少刻即通

小便不通尿血方　紫菀一兩　煎服立效

又方　鮮枸杞根半斤　煎濃汁每服一盞少加陳酒食前溫服　此方清心腎開鬱結並以分利小便自清

又方　旱蓮草車前草　搗汁每日空心時服

小便出血痛不可忍方

木通　滑石各一兩　黑牽牛三錢　共研末每服三錢灯心葱白湯調匀食前服下

五淋方　血淋石淋肉淋膏淋勞淋總以疏通清熱為主

韭菜搗汁酒冲空心飲再以韭菜煎湯洗陰姜自效

又方　淮牛膝一兩　乳香三錢　水煎服連進數服即安

如夢遺失精則不可服

又血淋不止　陳枳殼三錢　海金沙三錢　冬青子五錢　甘草梢八分

川連五分　瞿麥五錢　王不留行五分　灯心七根

水煎服

又方　川玉金三錢　血餘一錢　共研末用韭汁調服自愈

房勞小便溺血方　鹿角膠三錢用鹿角霜炒珠　没藥一錢　血餘一錢

共研細末每服三錢用茅草根搗汁調下

莖中作痛方　甘草梢水煎服即愈

又　方　鮮苡仁根搗汁一碗滚湯沖服即愈

遺精方　蓮子心三錢　硃砂一錢　共研細勻開水調服數劑愈

又心腎兩交湯　治勞心過度而遺者

熟地一兩　麦冬五錢　山藥三錢　芡實米　川連米

肉桂三分　水煎服此方因黃連肉桂同用能使心腎交于頃刻

赤濁方　益母草葉子莖并用　取汁一盞湯兑溫服數次愈

白濁方　生白果十粒　擂水飲之一服即效

又　方　雞蛋青八枚　白蜜三錢　二味搗勻露一宿

次早加陳酒煮熱服下即愈

疝氣方　生載蛋殼一個　荔枝核十個　均燒灰存性

研細末陳酒沖服

又　方　大茴香三錢炒　蘿蔔子三錢炒

共研細末加硃砂砂末水法為丸每早

鹽開水送下三錢即愈

又　方　荔枝核卅枚燒存性　枸橘核一兩炒　小茴一兩炒

川楝子一兩炒　木香三錢　胡桃殼廿個燒存性

新會皮一兩炒　破故紙一兩炒

共研細末以神曲和酒打糊為丸每早空心陳

酒溫服三錢自效

又方 能消斗大疝氣并治寒疝偏墜

沉香三錢 搓細末 紫蘇三錢 陳香櫞一个

以大猪尿泡一個洗淨入藥於內將陳酒四五斤

煮爛打麵糊為丸如桐大每日空心酒下

四五十丸藥服完病自愈

治偏墜方 五味子七粒燒灰存性 研末空心陳酒沖服即愈

治小腸氣方 繞臍衝心痛不可忍皆能治之

老絲瓜連蒂燒灰存性研末空心陳酒調服三錢

重者三服即愈

又方 青殼鴨蛋三个 將蛋頭敲破每蛋入胡椒

七分將蛋封好放入飯鍋內蒸熟每早服

三个陳酒送下如不能飲酒開水送下

治陰囊腫脹方 大戟芫花甘遂 各等分研末米醋調敷

治腎囊風方 地骨皮三兩 吳茱萸一兩 煎湯久久熏洗即愈

龍膽瀉肝湯 治肝經濕熱下注或莖生瘡小便淋濁腫痛

及便毒等症

龍胆草三錢 連翹三錢 生地三錢 澤瀉一錢

木通一錢 車前子一錢 鹽炒 歸尾一錢 黃連一錢

黄芩末 黑山梔末 甘草末 水煎服 大便闭加大黄

治龟頭破爛方 雞鵞豆一粒 燒炭存性 冰片一分 研極細 搽立效

陰囊濕痒方 蘇葉 枯炭各等分 研末搽之即止

又方 濕者用蘆甘石 蛤粉撲之 乾者用

油核桃油潤之亦效

腎囊肛门瘙痒方 陳葫蘆燒灰存性 撲之即止

腎囊以水晶此乃陰汗潮濕所致 用灶心土三錢

研碎炒熱鋪地上 再以川椒小茴末撒在上面

使稍温 將温將陰囊熏 湯熨 冷則再換三四

次即愈

治陰毛生蟲方 蟲有紅白二色 生白菓數粒嚼爛塗

之 其蟲自死絕

治八脚風方 便毛生虱 其形八脚 嘴入肉裏 奇痒難忍

百部草煎濃水久洗 再用水銀少許以唾

津製衣之塗上 除根

調經奇方

穩妙百試百驗 不可妄行加減 若有別症 他

症則緩進

大熟地五錢 酒洗 當歸身二錢 廣皮一錢 川芎一錢

酒炒杭白芍一錢 醋炒元胡索一錢 酒炒吳茱萸一錢 滚水泡去黑水 去梗蒂

酒炒香附一錢 白茯苓一錢 粉丹皮一錢 經行先期色

紫者加[?]炒條芩一錢 經行後期色淡者加肉桂末
炮姜炭末 醋炒艾叶末 不論先後期引用生姜一
片水煎服空心送下 將渣再煎臨臥時服 俟經行日
服起連服四劑 次月再服則經調受孕矣

又方 治經期準而不孕 服此四劑 下期再服四劑 必孕 效驗方

川續斷肉一兩 北沙參一兩 醋炒杜仲炭一兩 當歸身一兩酒洗
益母草一兩 炒砂仁末 製香附一兩 橘紅一錢 川芎一錢
紅花三分 水煎服

又方 調經煖宮 蓋天下無不生育之婦人 凡婦無病而艱育不
產者皆子宮虛寒而冷之 服此方則受胎 准驗矣

五靈脂一兩 研末 熬條 經後沖服七日 能煖子宮受
胎 或用 當歸 益母草 製香附 艾葉分 炒研 為丸服 濃湯下

調經酒 治婦人經水不調 氣血乖和 不能受胎 或生過一胎停
隔多年不孕 服此酒即能懷妊 如氣不足 經淡疲憊者
服至半年自能見效 及受胎之後須服保胎泰山磐
石散 產後更無病痛 神效非凡

全當歸五兩 遠志肉五兩 右二味 先用甘草濃湯浸
洗 再切片 用稀布袋盛之 以甜三白酒十斤 浸之 過七日後
晚間溫服 慎勿間斷 得要服完 再製再服 多進月
經 未後用青殼鴨蛋一個 以針刺孔七个 用艾叶末 水一碗
在飯鍋上蒸熟 空心食下 每月照法製蛋三五次 即驗

泰山磐石散 治婦女氣血兩虛 或体肥而不實 抑或体瘦
而血熱 倦怠少食 屢有墮胎之患 此散和平
兼養脾胃氣血 覺有熱者加倍黃芩 少用砂仁

覺胃弱，候用砂仁，少用黄芩，宜戒惱怒房事
酒醋辛熱之物，定保半產之患耳

人參一錢 綿黄耆一錢蜜炙 川續斷一錢酒浸炒
川芎一錢 白芍八分酒拌炒 熟地三錢 白朮一錢土炒
甘草一錢蜜炙 黄芩一錢 砂仁一錢研炒 糯米一合

泉水煎服，如覺有孕，隔三五日服一劑，服過四個月
自保無虞。其米渣，倒入壞肉魚食

蓋婦人小產，皆由氣血虛弱，臟腑多火，血分受熱
所致也。醫家安胎，多用艾附砂仁熱補之劑，是速其
墮矣。殊不知血氣宜清和，無火其胎自安。大抵氣
虛提攝不住，血熱妄行，欲其不墮，安得乎？香附
多用則損正氣，莫如此方，萬無一失，故特表之

蕎脂丸

凡閨女在室行經，如無痛，及出閣後忽患痛經，服
藥罔效。此乃新婚不知禁忌，或經將來，或行經未淨
遂爾交媾，震動血海，損及衝任，以致瘀滯凝結，每
逢行經，澀滯不暢，是以作痛，名曰逆經。患此雖以受
胎，醫家不知，猜寒猜熱，偏寒偏熱，混治無效。惟
援以培養衝任通經之品，輙多應驗

蕎麩五錢 此味能通臟腑之瘀滯，且補衝任脈絡
脂臁二兩 此味能引其行血通瘀，溫潤而不過於猛峻

右二味，先將臁脂煎濃汁，搗蕎麩爲丸，如桐子
大，每服三錢，空心淡開水送下，忌食豬羊肝血糯醋

月經先期方

生地三錢 丹皮一錢 阿膠一錢 水煎服

月經後期方

當歸三錢 阿膠一錢 蘄艾一錢 水煎服

月经将行腹痛方 当归一钱 乌药一钱 元胡索一钱 水煎服

月经行后腹痛方 酒炒白芍一钱 阿胶一钱 水煎服

月经不断方 炒蒲黄一钱 炒黑莲衣一钱 蛤粉炒阿胶一钱 水煎服

月经久闭方 蚕砂炒半黄 用无灰酒一斤半 入砂罐内煮滚 滤去渣 入碗 罐内温饮数杯自通

治妇女经水不通日见黄瘦乾血痨秘方

扁蓄一钱 麝香一钱 红娘子一个 巴豆一个 共研细末 用枣肉为丸 如樱桃核大 装入蛋壳内 以线十条紮好 留线头 又许在分娩将药纳入阴户内 其痛难药自出 分其药初进时出白带水 次即出黑血 后出鲜血 药即出矣 经通后再以补剂进服

又方

红花一钱 桃仁一钱 生姜一钱 老葱三根 红枣七个 射香五分 存药用黄酒半斤 入砂罐内煮滚一注 温服 一服上焦有汗 二服中焦有汗 三服下焦有汗 如服三剂 其汗即难退矣

治经闭后肠肚痛方

鳖鱼甲一个 陈米醋一斤 炭火炙 醋完为度 研末 每服三钱 陈酒调服 或加五灵脂末 元胡索五钱 更效

又方 食盐少许 放在切菜刀上 在炭火上炙燥 以童便调温服立效

治月经久闭逆经口鼻出方 患者倒经

好京墨磨濃墨一大盞服之其血立止次用
當歸尾 紅花各三錢 水一碗半 煎八分服之
又方 蓮菜搗汁一大盞入童便半盞 湯燙熱一服之即止
治血崩方 凡崩漏帶症多由久虧，氣血大弱
所致 治宜大補氣血兼澁藥理等
等味
百草霜三錢 陳京墨濃汁一杯 桃枝嫩稍三个
楊柳嫩稍三个 右藥先將桃柳枝搗爛
再入百草霜墨汁用砂糖三錢煎化調服立止
又方 陳棕用陰陽瓦燒黑研細末 每服三錢童便服下
如不止加當歸一兩 燒龍骨一兩 炒香附三錢
棕灰三錢 蓮衣炭三錢 共研細末 每服四錢
空心米湯調服 忌油膩生冷
治赤白帶方 炒黑棉花子八兩 炒黑栀子仁八兩
研細末每服三錢 空心陳酒調服
又方 黑荳二兩 白菓十粒去殼 紅棗十枚 煮熟食之 三服除根
治年久赤白帶方 全貫仲一个 刷淨毛 切片 好醋醮
浸濕火炙熟研末每服三錢空心米湯調服自效

治白帶丸

肉桂一兩　酒炒歸身一兩　元明粉一錢　元胡索五錢

蛤粉炒阿膠二兩　杜蠣粉一兩　牛膝五錢　丹皮五錢

酒炒白芍二兩　焦白朮五錢　杜仲炭一兩　茺蔚子五錢

廣陳皮五錢　大生地二兩　茯苓一兩　蜜炙黃耆一兩

制香附一兩五錢

共研細末，煉白蜜為丸，如桐子大，每服三錢，砂仁湯下

治實症白帶方　馬齒莧搗汁一杯　雞蛋清二個　攪勻溫溫

服之，再進一服自愈

治白帶白濕者方　風化陳石灰要陳五年外者方用　愈

陳皮炒紅二兩　白茯苓三兩　炒黑蓮鬚四錢

以山藥一兩打糊為丸，如桐子大，每日早晚以蓮

子湯或米湯送下三錢，無不立效　必用陳石灰無害

治帶下有蟲方　苦參五錢　蒼朮三錢　蛇床子三錢　五倍子三錢

黃連五錢　花椒三錢　並煨水熏洗，如癢甚者即

以此藥水煮豬肝一片，納入陰戶，其蟲自出

調經方　全當歸五錢　製香附三錢　丹皮三錢　佳黃芩二錢

元胡索二錢　吳茱萸一錢　廣皮二錢　茯苓二錢

官桂三錢　炮姜一錢　黃芩三錢　艾葉三錢　生地五錢

白芍五錢　每逢經期前三日服三劑　二三次

調經種子丸

朱公壽年三十九，未曾生育，自服此丸後連生九子，廣傳此方，陰德最大。

有驗或照方十劑，共研末，煉蜜為丸，每早滚開水送下三錢，必須無間斷方效。金陵朱太守傳授。凡男婦艱於子息者，服此丸最為奇物。男人服之補血，與婦人服之暖宮易孕，第不可多服，誠恐生雙子。即孀婦服之亦產，切忌。然素本血熱者宜斟酌，不可疎忽致生他疾也，慎之慎之。

沒藥一兩　吳茱萸一兩　白芨一兩　茯苓一兩

大細辛一兩　上肉桂錢　白附子錢　石菖蒲一兩

乳香錢　當歸身錢　淮牛膝一兩　白薇一兩

人參錢

右藥共研細末，擇壬子吉日，煉白蜜為丸如桐子大，每服十三丸，食前溫陳酒送下，日進三服。

藥宗有效

膠杜飲　治老年婦人驟然大崩不止，名曰倒經，速投此方一劑，其崩立止，屢效如神。

陳阿膠生（蛤粉炒）　全當歸錢　陳皖西紅花錢

冬瓜子錢　天泉水煎服，渣再煎服，如身發熱以六安

若未產服此退服再用六君子湯加炒白芍調理即愈

治半產膏藥方

當歸二兩 生地八兩 白朮五錢 甘草五錢
續斷五錢 條芩二兩炒 肉蓯蓉五錢 益母草二兩
黃蓍五錢 白芍五錢炒
右藥用麻油二斤浸七日熬膏濾水成珠加白蠟二兩再熬三四滾加飛過龍骨二兩攪勻
用大紅緞攤碗口大貼丹田穴半月一換貼過八個月保胎萬全

保胎丸 白茯苓二兩 制香附二兩 元胡索二兩炒
於白朮二兩土炒 西紅花二兩 益母草二兩去根
條芩二兩酒炒 沒藥五錢
共研細末煉蜜爲丸如桐子大早晚白滾湯服七粒不宜增減

安胎萬全方 治胎孕三月前後或因惱怒跌撲以致傷胎腰痛腹痛一劑即安雖見紅二三日就未離宮服之亦安以前曾半產後懷孕到月令稍覺腰痛服一劑即安數服萬全
酒炒當歸一錢 土炒白芍一錢 條芩一錢 川芎七分 酒炒白朮一錢
茯苓一錢 甘草五分 酒炙黃耆一錢 鹽水炒杜仲一錢 薑汁炒艾葉一錢
砂仁五分 水煎八分 食遠服 加陳阿膠炒沖服 空心溫服 如胸前

作脹加紫蘇侍安各一錢 乃赤白帶 加蚌粉炒阿膠

地榆各一錢 蘄艾一錢 貝紅加續斷一錢 糯米百粒

保產無憂方

專治一切產症 有胎安胎 臨產催生 胎動不安等症 一劑即安 再服全愈 臨產危急 一服即生 橫生逆產 六七日不下 及兒死腹中 命在須臾 一劑即下 保全產婦 此方孕婦至七個月分服一劑 八個月分服二劑 九月十月分服三劑 臨產服一劑 易產 免橫生逆產血暈等症

川厚朴七分薑汁炒 全當歸一錢五分酒洗 川羌活一錢

枳殼六分麩炒 荊芥穗八分 川貝母一錢去心研細 川芎一錢五分

蘄艾七分醋炒 生黃耆八分 生甘草五分 兔絲子一錢揀淨酒洗

白芍一錢二分酒炒 冬令減之

右藥照方揀選炮製 戥準 不可絲毫加減

老生姜三片為引 水二鍾煎服 如人虛極

加人參一錢 或黨參代之 產後忌服此方

治妊婦下血方 妊婦多懸損傷衝任下血 別無他症用

生鹿角屑一錢 當歸一錢 水煎服兩劑 血止

治胎前後瘧熱寒 亦作方 恒山炒一錢 和藥服即愈

治妊婦痢疾方 荷叶蒂七個 燒灰存性 研末溫沖服

治妊婦兒在腹啼方 黃連一錢 甘草五分 水煎服立止

又方以青錢百文洒遍地令妊婦拾之自產
治妊婦大便閉塞方 麩炒枳殼 蒲黃炒阿膠 等分
研末煉蜜為丸如桐子大以六一散為衣白滾
水送下二十粒如不通加至五十九粒
治妊婦小便不利方 名子淋
細辛五分 當歸一錢 甘草一錢 黃芩一錢
滑石一錢 共研細末用麥冬三錢 澤瀉一
竹心為煎湯分三次調服
治妊婦咳嗽不止胎氣不安方
紫菀三錢 天門冬一錢 桔梗一錢 炙甘草一錢 桑白皮一錢
杏仁不去皮尖 淡竹葉一錢 水煎加白蜜一匙沖服
又方川貝母去心 麩拌炒黃研末以砂糖為丸如芡實大含
化一丸極效
治妊娠心驚膽怯終日煩悶方 症名子煩
淡竹葉十片 麥冬三錢 白茯苓二錢 人參一錢
黃芩五分炒 竹心七根 水煎溫服
治子懸方 妊娠胎氣不和湊上胸前腹滿疼痛心腹痛
紫蘇一錢 酒炒白芍一錢 人參一錢 川芎一錢 條芩一錢

大腹皮一錢（洗） 當歸一錢 陳皮 甘草五分 生姜三片
水煎空心服

治子癇方 其症懷孕數月之後，忽然中風，涎潮仆地，目吊口禁。
羚羊角細屑一錢 獨活一錢 防風一錢 川芎一錢
當歸一錢 炒黑棗仁一錢 茯神一錢 杏仁一錢（去皮尖）
五加皮一錢 苡仁末一錢 甘草五分 生姜三片
水煎服

治胞散 乳香二兩 枳殼一兩 共研細末，煉蜜為丸，
如桐子大，每早米湯，難產者臨月時每早塩湯
開水服五十丸，產時最易。

催生方 夏日取蓮下白藕截瓣，夫左書內，臨產
取出一瓣，側書人字，燒灰，陳酒沖服。

又方 冬季取過九九萬年青菓，以香灰包藏，
臨產取一顆，白開水吞下即產。

治胞衣不下 無名異一錢 研末，即陳匠所用熬油藥是也，
以雞蛋青調勻，再以陳米醋一茶杯攪勻，
沖服，其胞衣縮小立下，如未下，不可驚[illegible]，再

服一劑 即下[illegible]一矣

又方 芒硝五錢 川牛膝五錢 水煎加童便半杯沖服立下

又方 以鐵秤錘燒紅淬酒服之立下

又方 灶脚下泥放產婦臍眼內 煎甘草濃湯服下

又方 令人以兩手抱產婦胸前 產婦亦以兩手緊抱肚臍 令生胞衣下墜 再用草紙燒烟熏 自然烟氣內納即下 或將產婦自己頭髮塞口中 打一嘔即下

治胞衣不下歌 並治下死胎

巴三萆四脫衣裳 細研如泥入麝香 捏作餅兒臍上貼 立刻母子兩分張

治盤腸生腸出不收方

枳殼 水煎服收上 或以枳殼煎湯浸之

又方 醋半盞 涼水七分 噴產婦面 三噴三收 腸即入

治產後不語 石菖蒲五錢 煎湯調琥珀末不[illegible] 服下即語

治產血入心經言語顛倒方

没藥去油 血竭末 共研細末 童便陳酒各半

碗煎湯服即愈

治產後血暈不省在垂危神效方

當歸炭五錢 荊芥炭五錢 炮薑炭五錢

甘草炭一錢 水煎加童便沖服 或研末

以童便調服更妙

治產後空腹痛方 蓮蓬殼七個 水煎服立止

治產後惡露未盡積滯作痛

蒼朮五錢 火煅存性研末 陳酒調服神效

治產後惡露未暢 腹痛脹悶欲死方

黃牛屎一大碗 温服自愈

治產後兒枕塊作痛方

山查一兩 連核打碎 水煎濃去渣 加紅糖五錢

陳酒一杯 微熱服之 瘀血即下 安全矣

治婦人產子兒伏衣不及 秋後寒熱往來不拘多少

煎湯洗之即 時收上 兩年久者亦治

治產後陰翻 澤蘭葉 煎濃湯熏洗即愈

治產後陰癢極痛 馬齒莧搗爛 煎數沸洗清

治產後驚風方

年久糞缸底下之磚名曰烏金磚所出洗淨令産婦脱去小衣淺坐於低小櫈上將及脚分開踏地上以烏金磚火内燒紅放産婦腿襠下地上對准陰户只離寸許以濃醋淬於磚上以布裙圍住使熱氣透入陰户待口鼻有醋之氣透出即將兩腿合併扶上床卧之次日即愈如未見效再如前法再一次無有不效

治産後五七日大小便塞結方

大麥芽一升微炒研末白湯調服與粥間食自通

華陀愈風散 治産後中風口噤手足抽掣角弓反張血暈不省人事心煩倒築吐得欲死等症

荆芥穗去根乾研末每服二錢童便調下口噤則挑牙灌下齒噤則不研以童便煎湯候微温灌入鼻中淋下即效名神若無童便則以黑馬料荳炒極黑淬入黄酒中以黑豆浸酒調服更妙

外症一切丸散膏丹經驗良方

飛龍奪命丹丸方

蟾酥 二錢燒酒浸化　雄黃 二錢　乳香 二錢去油
沒藥 二錢去油　銅綠 二錢　膽凡 一錢　血竭 一錢
寒水石 一錢　輕粉 五分　冰片 五分　射香 五分　蝸牛 廿一个
蜈蚣 一條去頭足酒炙黃色

右藥共研細末將蝸牛連殼研如泥合藥搗匀加乳麩打糊和藥爲丸如綠豆大硃砂爲衣每服三丸用葱白三寸令病人嚼爛吐出在手中男左女右將丸藥包在爛葱內用熱酒送下用棉被蓋臥以出汗爲效無汗再飲熱酒以助之痛甚者再進一服須忌一切發物

梅花立氣丹丸　治一切癰疽發背疔毒未成者俱宜服

梅花片 五分　當門射 五分　輕粉 五分　辰砂 一錢
乳香 一錢去油　沒藥 一錢去油　明雄黃 一錢　蟾酥 二錢
爪兒血 一錢　右藥須擇齋全至端午日取蟾酥用頭胎男乳調膏將群藥研極細末秤準分數至午時將藥和入蟾酥內同日爲丸如菜子大要一時內晒干用川椒二十七粒燈心二十七節和丸藥裝入磁瓶內養

之時銜口內嚼化，令濁氣。凡遇惡毒之症，服此一丸，
每用蔥根水含一口，少頃水温，用蔥白寸同水嚼爛，
咽下，將丸放於舌下化水，徐徐咽下，汗出為效。

萬靈丹丸方　治一切外症

蒼朮八兩　全蝎一兩　石斛一兩　天麻二兩
當歸一兩　川芎一兩　羌活一兩　荊芥二兩
防風一兩　麻黃一兩　細辛一錢　川烏一兩
草烏一兩　何首烏一兩　明雄黃六錢　炙甘草二兩
共研細末，煉蜜為丸，重一錢一粒，用硃砂一錢
為衣。年老人每服一丸，用連鬚蔥白五寸煎
湯，將丸化開熱服，出汗即愈。除疔之外
諸外症皆治，用熱酒化亦可。

神化丹　治一切瘡毒，初起服之立消

乳香一錢去油　沒藥一錢去油　檳榔一錢
黑丑一錢　山稜一錢醋炒　蓬朮一錢醋炒
巴豆一錢　荊芥一錢　桂枝一錢　大黃一錢
赤芍一錢　川烏一錢　草烏一錢　首烏一錢
母丁香一錢　五靈脂一錢　小茴一錢　當歸一錢
白芷一錢　地龍一錢　連翹一錢　全蝎一錢

山甲一錢　雄黃一錢　杏仁一錢炒　生麻黄一錢
甘草一錢　麝香一分　蜈蚣大者一條　鐵衣一錢
共研細末，水法為丸，硃砂一錢為衣
如菜子大，每服三分，熱酒送下，不醉為度

蠟礬丸　治一切瘡毒
白礬三兩研極細　黃蠟二兩　硃砂一錢另研細
雄黃一錢研極細　琥珀一錢研極細
合時用白蜜半銅勺鎔化，再入黃蠟同化，即
離火入礬、雄、硃、珀等末和勻，乘熱急做丸
如桐子大，倘藥硬，微火烘，微做，硃砂半為
衣。每服二三十丸，重症一日二服。貴人加木
香末，富人加沉香末，平人加紫蘇葉末

治內消瘡毒丸
澤蘭葉二兩　鹿膠一錢切片，以蛤粉炒成珠
白芨一錢　共研細末，水法為丸，用熱陳酒
送下，或者煎藥湯調服，亦可。每服二錢。如在
上身加白芷一錢，在下身加牛膝一錢，凡一切
無名瘡毒，服下即消

醒消丸　治一切癰疽發背無名瘡毒酒醒毒消

乳香一兩去油　沒藥一兩去油　麝香一錢五分　雄精五錢

共研極細末用黃米飯一兩搗爛爲丸晒乾

忌火烘每服三錢陳酒熱服蓋被出汗酒

宜醉飲　病患在上部臨臥時服如在下

部空心服

鐵箍散

生大黃一兩　白芷五錢　姜黃一兩

黃柏一兩　蒼朮五錢　芙蓉花葉一兩

沒藥五錢去油　毛菇一兩　南星五錢　天花粉一兩

明雄五錢　冰片二錢　羌活一兩　陳皮一兩

厚朴五錢　乳香五錢去油　川烏一兩　麝香一錢

共研細末如不紅不癢用白蜜葱汁

調敷如癢而紅無頭者用米醋和敷

紅癢發熱者用清茶調敷

銷毒散　治瘡毒初起

草麻子四兩　鮮山藥一兩　和于麵搗爛做

錠晒干備用臨用時酒磨敷　敷頭以消

濟急救苦散　治流注神方

冰片一 麝香一 輕粉一 雄黄一
共研細末外用猪脊髓數條搗爛敷之

護心散 凡受降藥毒必致神昏嘔吐此係毒氣攻心
菉荳粉一兩 乳香末四分 灯心灰三分 甘草一兩
煎汁調服時時呷之嚥自愈

銀杏散 治婦人陰濕瘡如疥癬瘙痒難忍如降毛之際以一豆夾餅摻之和紙甚痛三日上三次不痛全愈
雄黄二分 水片一分 白藥粉二分 潮腦二分 生礬二分
研末燒酒調敷

金黄散 主治癰疽疔瘡流注丹毒乳癰漆瘡天泡肌肉赤腫跌打損傷俱效
天花粉十斤 天南星三兩 厚朴三兩 大黄五兩
黄柏五兩 姜黄五兩 白芷五兩 陳皮三兩
甘草三兩 蒼术三兩
右藥切細片曬干磨屑收貯磁瓶內勿令洩氣臨用時清茶和白蜜調敷患處

鐵桶散 消一切多年瘡毒
膽礬二分 銅綠二分 白芨二分 輕粉二分 五倍子二分
麝香二分 五倍子一兩 明礬四分

共研細末用陳米醋熬一會黃色調敷

護心散 治瘡口痛甚毒氣內攻口干惡心煩燥

真菉豆粉一兩 乳香末五分 辰砂末

共研細末每服二錢 甘草湯送下

又鐵箍散 治一切瘡毒

陳小粉十兩炒黃 五倍子四兩炒黃 百草霜五錢

共研末陳米醋調敷 常用醋潤之以助藥力

善消散

白芨五錢 雄黃五錢 大黃一兩 黃柏五錢

山慈菇五錢 右研細末用葱一把搗爛取汁加

蜜少調敷中留一孔出毒氣干以醋潤之

紫金散 治腎癰

紫蘇葉 白芷 官桂 草烏 白芨 黃柏各五錢

共研細末米醋姜葱汁加蜜少許和勻火上蒸

滚將溫調敷四面中空出毒氣干再敷

移山倒海散

地牯牛四十九個 麝香五分 蟾酥五分

共研細末為丸如菜子大朱砂為衣晾干執紫

敷周患處若膿毒成化一丸敷患處要針刺便貼膏藥

疔毒四圍藥

白芨一兩 雄黄一錢 黄柏一兩 天花粉一兩
文蛤一兩 紫花地丁一兩
共研細末用蜜糖水調和四面敷之空中

疔毒四圍散 黄柏一兩 川烏一兩 赤小豆一兩 石精炙茶、
共研細末用滚水調敷冬令大寒酒調敷

化腐紫霞丹

輕粉一錢 草麻仁一錢 血竭一錢 巴豆仁一錢
潮腦一錢 田螺螄肉一錢晒乾
共研細末收貯臨用時麻油調搽頑硬處上
以綿紙蓋之或貼膏藥亦可不過二次即
即腐爛成膿待清淨後再上生肌散愈之

艾茸散 治發背黑色不痛乃純陰之癥也

艾一兩 硫黄一錢 雄黄一錢 先用水煮艾半
日搗爛將二黄研細末拌入候溫敷上瘡
蓋再易十餘次纔知痛者可生不痛出學
血方不治

剔動散 治發背黑色四圍爛開將此散調敷好肉上把住

白礬末 薑取汁一個連皮仁燒透存性研細末
陳米醋銅鍋熬用人乳要刈

千錘膏 治久爛臁瘡效驗方
輕粉一錢 血竭一錢 没藥一錢去油 乳香一錢去油
銅綠一錢研細 杏仁 草麻子水泡去皮 嫩松香一兩
黃柏末 共藥入石臼加桐油一杯人乳少許搗
千下成膏為度攤紙患處

獨聖散 治大人小兒頭面黃水瘡
松香二兩研細末鋪在新青布上捲成細條
扎緊麻油浸透將布捲蘸去火燒滴油用碗
盛之後火氣退盡搽之即愈

三仙膏 治瘡神效
銀硃一兩 苦杏仁一兩 白洋糖一兩
右藥研細末端午日午時製合將藥放在
白肉上搗成膏收貯遇一切瘡癰用銀針
挑破將膏貼之是瘡則治不是瘡則[illegible]不

鐵桶膏 治發背大癰將潰已潰根腳走開散漫
不收速以此方治之

五倍子兩微炒 銅綠半 白芨半兩炒焦存
胆礬一錢 輕粉半 飛金半 射香三分
共研極細末備用 臨用時以綠米醋一碗 放銅
勺內小火熬 熬至金色葉泡為度 再用藥
末下攪入成膏 用時攪匀以新筆蘸藥
膏塗瘡根斷收為妙

五毒膏藥 治一切外症

大生地四兩 白芷四兩 山甲廿四片 黃蠟二兩
姜蠶廿四條 龍虎蜈大毒練大蛇一條 川蜈蚣十條
壁虎蛇蛻廿條 全蝎廿四个 癩蝦蟆五只 當歸四兩
蟬退廿四个 花粉四兩 血餘四兩 白蠟三兩
商陸四兩 嫩桑枝廿四寸 陀生三斤 研極細水飛
桃丹七斤研細
右藥用桐油二斤半 麻油二斤半 熬至膏候
清水成珠 再入陀生 桃丹收膏 攤用

鯽魚膏

蓖麻子肉二兩 巴豆肉二兩 番木鱉四个
活鯽魚二尾 每大每條 桃 桑 槐 柳枝各廿

活蟾蜍一个 銀粉十兩 乳香錢 去油 没藥錢 去油

煮藥用麻油斤半 先將各樣枝並鯽魚

蟾蜍木鱉一麻子巴豆去殼入油內煎枯去渣熬

膏滴水成珠再下銀粉收膏將起鍋

時入乳香没藥攪勻

瘰癧膏藥 己合

并治濕痰

向陽槐樹枝四兩 向陽柳樹枝四兩

川木鱉錢 白芷錢 真肉桂錢

白蘞錢 苦杏仁錢 去皮

以上諸藥切碎用真麻油四十兩浸三日

入鍋內文武火煎熬用柳木棍攪之

熬至黑色去渣再熬候滴水成

珠加水飛黃丹二十兩徐徐而入膏成

離火片時再加 乳香錢 去油研細 没藥

錢 去油研細 外兒血竭錢 研細 麝香[illegible]

攪勻用冷水一盆將膏傾水浸去火毒

一宿再攤用時不宜近火用熱水燉化

攤膏

揚郡余二姚膏藥方專治一切無名腫毒未成
者即消已成者即潰已潰者即愈
全虎骨 五兩 真上肉桂 三兩 大生地 拾兩
當歸 陸兩 羗活 五兩 赤芍 三兩
蒼朮 五兩 白芷 五兩 知母 五兩
黃柏 五兩 蟬衣 三兩 姜蚕 三兩
防風 五兩 蛇衣 五兩 山甲 三兩
血餘 捌兩 大黃 二兩 川蜈蚣 卅条
草麻仁 三兩 活蟾蜍 五只 柳梅槐桃
桑枝各 五兩
右藥用麻油弍十斤浸三日入鍋内熬枯
去渣再熬後滴水成珠再下 乳香三兩
去油研細 沒藥三兩去油研細 血竭三兩研細
兒茶三兩研細攪勻後入鉛粉陸斤十兩
收膏用時右膏每斤加冰片一 麝香一
和勻攤用

生肌玉紅膏
白芷[illegible] 甘草[illegible] 歸身二兩 輕粉 研細

白占二兩　紫草乎　血竭乎　研細
此膏用麻油三斤　先將白芷　甘草　歸身
紫草四味切片入油內浸三日入鍋內細火
煎熬至藥色枯黑用細絹篩去渣將
膏復入鍋內煎滾下血竭化盡再下白占
微火化之外用茶杯四只預頓水中　將
膏分作四處傾杯內片時每杯下輕粉
末和勻候一復時取起備用不可加減致
無不效

升藥丹

一切疔毒將丹摻在膏藥上拔膿生肌或硼砂再上膏

水銀一兩　明礬一兩　火硝一兩　皂礬一兩
右藥先將硝礬三味研細再入水銀研不見星
炒干復研細入小銅鍋內以大碗蓋好其鍋口
用皇紙条糊固外加明礬封口或鹽泥封
口切勿洩氣煉一炷香爐火先文後武為
完將碗上外藥刮下敲退去火氣以瓶
裝好備用　鍋上刮下之藥用石決明拌和
研末以真米醋調敷癬瘡神

白銀錠子丹

白芷二钱研细末 白礬一钱 用銅勺先將白礬熔化 再入白芷末 火燒烟盡為度 取出研细末 麵糊和藥末做成藥綫 晾干用山木匣装 用時以紙綫度瘡內深淺 再入藥綫 外用膏藥貼上 瘡粒一復時 愈則兩圍揭去膏藥 毒發自脱 再用外藥收功

冰螺丹 治下疳潰爛

大田螺五個 將螺靨用竹針挑開 每個入冰片二厘 至內自化成水 用真杭粉合水調装入田螺內 以鹽泥封固 炭火煉三炷香時 取螺研極细末 先以葱湯洗净 輕摻上 立止痛愈

桃花丹

風化石灰半斤 錦紋大黄二兩

先將石灰研篩極细 大黄切片 共入銅鍋內炒成桃花色 稍冷將石灰篩下 作刀瘡藥 將大黄研细作湯 大傷藥用磨细摻神效

加味龍象八寶丹 治一切難收口之症

麝香一分　冰片三分　輕粉半分　琥珀三分
珍珠三分　血竭半分　兒茶半分　飛丹半分
無名異半分　滑石粉半分　蟾酥半分　真象皮半分（焙存性去油）
乳香半分（去油）　沒藥半分（去油）　赤石脂半分　白石脂半分
共研極細末以磁瓶收貯勿令洩氣至要
收口之症搽上神效

四聖丹　專治黑癥疔

珍珠三粒研細　豌豆四十九粒燒灰　油頭髮不拘多少燒灰　右藥共研細末用胭脂調成膏　先將銀針挑開疔口將藥點入疔內　不拘大小癥即時變為紅白色無不效者　凡小兒出痘（斑）若有灰黑頂者十有兇　並不識內有疔之故也　但於痘（痘）瘡灰黑色中認出有癥大者為疔　有黑疔絲者為疔　又有癥臭者為疔　此藥活人多矣　依方治之立有神功不可忽也

治耳聾神方

錦黃耆一斤　童便製四兩　陳酒製四兩　鹽水製四兩　白蜜製四兩

右药共研细末水滴为丸每服

三钱滚开水送下服完自愈

红棉散 治耳内黄水疼痛

钓蛙屑末（炙黄研用枯瓦） 干胭脂三钱 射香三分 冰片二分

血竭 芦甘石末 共研细末吹耳即愈

辛夷散 专治鼻渊鼻衄鼻塞鼻痈等症俱治

辛夷研末入麝香少许研匀以葱白蘸末塞

鼻中数次即愈

又方 辛夷末 苍耳仁二钱 白芷一两 薄荷末

共研细末每服二钱滚开水调服

鼻中出血 外治用纸卷牛粪塞鼻孔再服益方之剂

除此患益方列左

生地三钱 鲜荷叶三钱 鲜侧柏叶二钱 鲜艾叶一钱

水煎服

又方 头发烧灰存性 乌梅一个烧存性 共研末吹鼻立止

治脑漏方 马兜铃三钱 麻黄三钱 北五味二钱 生甘草一钱

水二碗煎八分去渣入砂糖半酒杯调服自愈

肺火丹瘡方 生在鼻尖化延滿面

青扁柏搗汁和使小粉敷上三四次愈

青梅方 治口舌生瘡咽喉等症

青梅斤 去核用白礬食塩火硝拌匀加蛇蛻不拘多少層層間之一復時取梅曬干收表汁火煅存性

牛膽硝一兩 冬月取黑牛膽一个將朴硝裝入胆內掛在風口百二十日去皮用之

人中白一兩煅 生黃芩一兩 生黃連一兩

黑山梔一兩 青黛一兩研細水飛去淨渣 明雄錢

野玉金錢 白硼砂一兩 枯礬一兩

以上共研細末加射香三分 冰片一錢 和匀再

研極細末用磁瓶裝勿令泄氣臨用時吹

患處三次立見神效 青梅灰配製如用一兩

治鼻臭臨偏單方

大鮮菖蒲根一寸許將一頭削尖臨臥時塞

鼻孔內數次即愈

口瘡方 川連 北細辛各一兩 生研極細末以管吹瘡上神效

口舌生瘡散 並治諸府

川連卜 黃柏卜 兒茶乛 生研細末摻之

又方硼砂乎 兒茶乎 薄荷乎 青黛不 冰片升

共研細末摻上即好

又單方白螺螄殼燒灰加兒茶 冰片少許 研細末吹之

唇裂生瘡方 瓦葱 生薑 合擣爛入鹽少許塗之

冬天冬季唇裂出血方 桃仁 豬油 同擣爛塗之立效

舌出血不止方 槐花研細末敷之立止

治舌腫方 凡遇舌大腫硬咽喉閉塞至危險

急用皂礬煆用 於新瓦上燒紅色放地上

冷透研細末以簽吹舌上極效即氣已絕只

胸口尚溫撬開牙關吹之即可起死回生

治喉風舌大如脬方

冰片乛 火硝五 膽礬五 青鹽五 薑蠶升

硼砂五 共研細末吹上即效

治舌長數寸方 凡遇舌長不救即死

番木鱉四兩切片刮淨毛 川連四錢

水二碗煎一碗少溫將舌浸下即縮少

防風解毒湯 治風熱寒暑不調外寒內熱癍疹氣滯皆效

防風 荊芥 桔梗 牛子炒 連翹去心 甘草

石膏 薄荷 枳殼 川芎 蒼术米泔浸炒 知母

以上藥各等分水煎服

連翹解毒湯 治受暑熱或厚味飲食太過以致堤痰結核腮項作癢不能轉側者皆治

連翹去心 陳皮 桔梗 元參 黃芩

赤芍 當歸 山梔炒 葛根 射干

花粉 紅花各等分 甘草減半

水煎服如大便燥結加大黃子痰多加竹茹

加味藿香散 治氣毒瘰癧外受風邪內傷氣鬱以致頸項作癢肩膊强痛寒熱或癰胸膈不利

藿香 甘草 桔梗 青皮 陳皮 柴胡

紫蘇 半夏製 白术 茯苓 白芷 厚朴製

川芎 香附 夏枯草各等分

薑三片 紅棗二枚為引 水煎服

消榮散堅湯　治一切瘰癧，憂抑所傷，氣血不足，形体
瘦弱，潰熱喉嗽，堅硬癧痛，無分新久，未潰者
皆可效驗
川芎　當歸　白芍　熟地　陳皮　茯苓
桔梗　白朮　香附各半　花粉　川貝　人參
昆布各半　升麻分　紅花分
生姜三片　紅棗二枚　引水煎服

加減四症列後
身熱加柴胡、黃芩　自汗盜汗去升麻，加黃耆
飲食無味加藿香、砂仁　食而不化加焦查、麥芽
胸膈痞悶加厚朴、木香　喉嗽痰氣不清加杏仁、
麥冬　口乾作渴加知母、五味子　睡臥不寧加
黃柏、遠志肉、淨棗仁　驚悸健忘加茯神、石
菖蒲　有汗惡寒加羌活、半夏　無汗惡
寒加蒼朮、藿香　女人經水不調加柴胡、香附、丹皮
腹脹不寬加川厚朴、大腹皮

益氣養榮湯　治思慮抑鬱，氣血勞傷，以致頸項
筋縮，成核，累累如串珠，名曰筋癧，或軟或硬或

赤或不赤或痛或不痛或日晡發熱將潰未潰
已潰而不斂者皆治之
人參 茯苓 陳皮 貝母去心 香附 當歸
川芎 黃耆炙 熟地 白芍炙 白朮土炒 甘草
桔梗 生姜三片 紅棗二枚引水煎服
加減依症候開列于後
胸膈痞悶加枳殼木香 飲食不甘加蒼朮厚朴
寒熱往來加柴胡地骨皮 膿潰作渴倍加參
耆歸朮 膿多兼清倍加當歸川芎
兩脇痛或脹悶加青皮木香 膿淨
肌肉不生加白斂肉桂 痰多加半夏桔紅
口干咽燥加麥冬五味子 發熱不退加柴
胡黃芩 大渴不止加知母赤小荳 膿不止
加參芪當歸 潰後反痛加熟附子沉香
虛煩不眠加人參熟地炙遠志肉棗仁
踈風清熱湯 缺盆骨上下發瘡形長堅硬作痛者
曰馬刀初起宜服此

黄芩 黄連 陳皮 半夏 茯苓 甘草

桔梗 麯 花粉 牛子各分 夏枯草一錢 木通三分

生姜三片為引 水煎服

升麻散堅湯 治瘰癧遶頸 大小核不一 狀堅硬

升麻 甘草 莪术 三棱 陳皮 桔梗 膽草

黄連 葛根 川芎 白芍 連翹 黄芩 當歸

夏枯草各等分 水煎服

有痰加天花粉 或為丸如桐子大 臨睡時陳皮

送下百丸 效驗

夏枯草湯 治瘰癧馬刀 不問已潰未潰 或已潰日久

形體消瘦 飲食不甘 寒熱如瘧 漸成痨瘵者皆效

夏枯草三錢 當歸一錢酒炒 白术一錢米泔水浸炒 陳皮鹽水炒 茯苓各一錢

桔梗五分 陳皮五分 大生地一錢酒炒 柴胡五分 甘草五分

川貝母五分 製香附一錢 白芍一錢酒炒 白芷五分 紅花三分

先將夏枯草用水三碗煎至二碗 濾淨 渣以水煎

若加陳酒一杯沖服 宜臨卧時服 忌厚味煎食

活血化堅湯 治一切瘰癧及瘿瘤痰核 初起未潰者皆效

防風 赤芍 歸尾 花粉 銀花 貝母

川芎 荆芥 桔梗 姜蚕 陈皮 厚朴各五分
五灵脂 甘草 乳香 白芷各 水煎俟温一杯冲服

加味逍遥散 治婦人瘰癧血虚五心烦热肢体疼痛头目昏重心忡颊赤口干咽燥发热盗汗食少嗜卧及血热相搏经水不调及室女血虚弱荣衛不調痰嗽潮热肌瘦渐成骨蒸等症皆治

当归 白芍 茯苓 白术 柴胡 香附
丹皮 甘草 薄荷 黄芩各等分

通治瘰癧方 不分新久表裏虚實及諸瘡结核皆效

加生姜三片為引 水煎服
陳皮 麸炒白术 柴胡 桔梗 川芎 酒炒当归
酒炒白芍 連翹 茯苓 酒炒香附 夏枯草 黄芩各一钱
藿香 半夏 白芷 甘草各五分
生姜一片 水煎服 俟温一杯冲服

芎归養荣湯 治瘰癧流注及一切不足之症不作膿或未潰或已潰不斂並治之

歸身二钱 熟地二钱 人参一钱 黄芪一钱 米泔浸炒白术一钱
川芎一钱 白芍一钱 麦冬一钱 遠志一钱 茯苓一钱

丹皮二錢 砂仁末 五味子八分 甘草末

水煎加生薑三片 紅棗二枚 食後服

以上諸方主治隨症對藥，并分量輕重

炒製加減，務須參酌兩取，治為不可忽畧

瘰癧膏藥方

建豬膽一個 白礬四分 熬膏攤貼即消（已成即潰）

又

膏藥方

瀝青（炒上者）六兩 蓖麻子四十九粒 杏仁十三粒（去皮尖）

共搗千杵搥成膏 攤貼 內服昆布散

昆布散 不問已破未破，莫有不效

昆布二錢 海帶二錢 海藻二錢 貝母二錢

遠志（去心） 元參錢 甘草末 水煎服

瘰癧潰爛神方

陳茅廁泥取向南方者佳，用陰陽瓦焙

研末，洒在患處，外用紫玉簪花葉以米醋浸

之，貼上收功，其效最神

定痛仙方 治一切癰疽毒瘰癧痛不止

木鱉子一粒 磨水加冰片少許 搽之立止

又方 蜜陀生研末，生桐油調敷亦效

消毒單方 凡火毒初起，用槐花一大把，砂鍋內炒黑色，陳酒一碗，沖入熱飯，取汗即消

對口瘡方 活鯽魚一尾，入瓷盆內搗爛，加頭人髮垢兩許，和勻，敷極厚，外以紙貼之，一二日即愈。此方加生山藥一條，同搗，亦治乳癰並瘰癧

治發背單方 鮮野樺木一扎，搗爛敷之，初起能消，已痛即起，出頭，敷四圍，止痛收功，一日一換，屢驗神效

復生湯 治疔毒走黃，內攻，煩悶欲死

牡蠣粉 黑山梔 金銀花 木通

連翹 花粉 皂針 地骨皮

牛蒡子 大黃 乳香 沒藥各等

水酒各半，煎服。如脈實便秘，加朴硝五分許

又 護心散 治疔瘡惡毒攻心，煉作渴

青黛二兩 明雄黃 蒼耳子 天竺黃 麝各五

共研細，每服半錢，蜜糖開水調下

醫紅絲疔法手足面唇生黃泡即起紅絲者曰

紅絲疔生於手者長至心 生於足者長至臍 生於面星者長至喉 俱其救和起時用磁鋒刺紅絲頭使毒血出共嚼浮萍敷刺處即愈 疔重者再用 白礬末研細葱頭七個搗爛 色黑礬末蒸下 以滾過口飯飲者以微醺為度 棉被蓋臥汗出即消

蛇頭疔單方 雞蛋一枚開一孔入蜈蚣末什一盞燒研將生疔指頭伸入蛋孔中 浸之即愈

面上生疔方 癩蝦蟆肝貼之即消

唇口疔單方用蜘蛛一條搗爛敷上即消 取蜘蛛

用使君子研末拌食與小兒食下即得 又用銀針刺委中穴擠出毒血再以拔疔膏貼之即愈

委中穴在腿彎中

貼疔單方 鮮魚鱗 取不下水之鱗 陰乾備用

貼上是疔即無痛 非疔即痛 遇此即痛再換一鱗貼之

以津涎潤鱗 貼上七次即能拔出

纏腰瘡 腰間生瘡，細瘡加邊生紅筋，圍來腰者殺

吳茱萸二錢 雄黃一錢 生杏仁十粒 蛇蛻五條 炙

共研末，白湯調敷即愈

又方 陳京墨水磨濃，和雄黃末塗之即好

白蛇瘡 遍身白色，形如白蛇相纏

白芨 水龍骨即舊船板縫內石灰 將杉木炭

各錢 共研細末，甘根水調塗自愈 甘根水米泔代之亦可

流火瘡 兩腿紅癢，放光至熱如火

馬苋子磨水塗之，一日二次，其痛即止

臁瘡方

老松香 輕粉 杭粉 黃丹各五錢 大黑棗四枚去核

大葱四根去鬚 用豬油和藥同搗如泥，做夾

紙膏 先以陳藥洗淨再貼

又方 桐油二兩 川椒廿粒 先將桐油熬川椒至枯

去椒 加輕粉二錢研細 白蠟一兩 打碎收膏 攤油

紙膏 將藥 先用葱湯洗淨貼之

治年久臁瘡

黃香二錢生研 烏梅一個煅研 黃蠟二錢 銀硃末

乳香七分去油 没药七分去油 铜绿三分 血竭六分
轻粉半 蓖麻子八个去壳
右药研细末 麻油同捣成膏 用油纸摊
膏先银花苦参煎汤洗净贴之

又方 白松香一两 陈石灰半
共研细末作饼贴之 先用川椒三钱苦参
煎水洗净

夹板臁疮方 轻粉半 研细末 雄猪肥油捣之敷

又方 熟石膏 硫黄 明雄黄 雌黄 枯矾 共研桐油调搽

又方 硫黄三钱研细 鸡蛋二个煮熟去白 用铜勺熬油取
油听用 胡椒四十九粒研 川椒三钱去子焙研末
用芝麻油四两将左药蛋油入熬数沸 候冷搽之
凡搽疮癞加枯矾少许

又方 绿矾一撮 放盆内滚水冲化 候温浸洗
痒止起坐草纸上 待干数次即愈

湿风臁疮 雄猪油二两 黄蜡半 白蜡半 轻粉半
冰片一 先将猪油熬去渣 再入各药末
三搅冷再入冰片做隔纸膏 贴之自愈

又方　千年陳石灰研細末敷上即止痛而愈神效

大泡瘡　錦紋大黄磨水時刻搽之

又方　草麻子仁百粒　雄黄一錢　共研細末

香油調搽三次即愈

漆瘡　活蟹黄搽瘡即愈

又方　杉木炭煎水洗之亦效

凍瘡　胡桃樹、橘樹　火煨浸之敷患處以膏

藥貼之每日一換即愈

又方　冬瓜皮茄根煎水洗患處　又荷葉煎水

洗用皂角燒烟熏之永不再發

手足凍裂方

蘿蔔一个割空貯滿檮油火上熬透冷搽

又　黄蠟香油同熬敷之

火珠瘡　形似珠珠生髮中　相染不已

生蘿蔔搗爛醋浸敷之即愈

樣毛瘡　生於上如萵苣狀

黄柏　[illegible]　乳香　共研細末　槐花油調敷

燕窩瘡 生眉間

肥皂煙存性 枯礬各等分 研末麻油調塗

先用白瓦泡水洗之

翻花瘡 肉出如飯粒破之血出瘡生

蒼耳葉搗汁服三合 日塗汁數次自效

天火瘡 初起似痱子漸如水泡熱如火燒其色赤

芸薹根苗 蔓菁根苗各等分搗如泥以塗

蛋清調敷 無蔓菁用离佳根亦效

腫瘡 生腳肚 初起如粟米漸漸開黃水浸淫痒痛潰

爛繞脛而成殘廢

酸石榴皮 煎水冷定洗之 日日浸洗自愈

驢馬汗瘡方 瘡愈後因聞驢馬汗氣瘡毒復

發痛癢更加變

枯礬 黃丹水飛炒紫色 各等分 研細敷之

黃水瘡 松香一兩 紫草五錢 大黃一兩 白芷一

黃丹一兩 水粉一兩 黃柏一 枯礬一

共研細末 有水乾摻 無水麻油調敷

頸上肥瘡 枯礬末 五棓子末 花椒末 黃丹二錢
紅棗十四枚燒存性 共研細末 桐油調搽

膿窠瘡 黃柏末 硫黃一兩 雄黃末 石膏末
海螵蛸末 輕粉末 共研細末 麻油調搽

膿泡瘡 絲瓜葉汁 調官粉塗瘡 柳葉汁調亦效

疥瘡 大楓子四十九粒去殼 川椒末 蛇床子末 雄黃末
樟腦末 瘡出水加枯礬 共研細末 加油搽
桃肉七枚 搗丸搽之亦效

又方 寒水石一兩 雄黃五錢 潮腦五錢 硫黃五錢
輕粉一錢 共研細末用熟豬油調搽

又方 硫黃 白砒 花椒 枯礬 以上各為末
共研細末 麻油調搽 如癬瘡米醋調搽

膿疥瘡 烟膏一兩 東丹一兩 雄黃八錢 硫黃二錢
輕粉末 共研細末 醃豬肉熬油調搽 如瘡
連邊不分 用油紙攤藥貼之三日不動脫光

又 方 苦參煎水洗 再加百部 苦參殺蟲奇效

又方 疥瘡膿窠肥瘡俱治
松香一兩 雄黃末 共研末 鋪青布上 捲成條

綿札果用芝油浸一宿取出倒吊燒之將
油滴在碗內與溫頻搽效

四時洗瘡方

春用柳枝荊芥 夏用槐枝枣葉
秋用松枝苦參 冬用葱水洗之

下疳 亂頭髮鹽水洗去油垢晒干瓦上炙枯
枣核七分火煅紅存性共研細末先用熱
水淘米泔水洗瘡(切忌生水)搽干數次

又方 兒茶三分 硃砂三分 桂元殼三分 灯草灰三分
橄欖核灰半 冰片少許
共研細先用甘草水葱鬚洗淨搽患处

又方 血竭半 兒茶半 鉛粉半 冰片三分 龍骨三分
珍珠三分 共研細末 先用細茶洗淨搽藥即效

頭面疳瘡 東丹五分 黃柏三錢 枯礬二錢 松香一兩五錢
銅綠五分 共研末 先用熱水洗淨猪膽汁調搽自愈

治下疳陰癢方
生甘草葱湯多多熏洗 再用海螵蛸末搽之

梅瘡初起即治即愈免致毒氣染人

黑羊角　核桃殼俱燒灰存性研細末每
用五錢　陳酒沖服早晚各一服明日後毒氣
從大便出或血或膿漸減每日一服半月
毒盡後量人虛實服八珍湯以補之
餘毒自消服即愈

又方

鮮生地黃　生苡仁米　淨銀花三錢　威靈仙三錢
萆薢二錢　連翹二錢　白蘚皮二錢　鬼針二錢　蟬退二錢
如兩手生甘草一錢　紅棗肉十個　或兩十四枚
毒重者加生大黃二錢　痰有者加桃仁　麻黃
足有者加牛膝二錢　外用土茯苓四兩　煎湯
洗盡湯代水煎藥宜空心服至愈者
三四劑即愈

又方　生首烏　生苡仁　淨銀花三錢　土鮮皮　生甘草
皂角刺三錢　蒼朮一錢　炙山甲　防風　木通各一錢
土茯苓一兩　清水煎藥空心服以愈為度

化毒五虎丹　治楊梅瘡毒

牛角灰　羊角灰　甲片灰各二錢　角刺三錢

生大黃十二兩 生穿甲片二味用濕帛包置炭火煨熟合角刺大黃研細末加白芍服量弱者減半黃酒送下使瀉宜於空地上解 瀉完用土掩之 深恐惡氣害人隔三日再服一劑 甚者不過三劑見效後服珠黃十寶丹以愈為度

珠黃十寶丹 若治一切廣瘡楊梅結毒下疳爛並膿毒等症

滴乳石人乳煅 生琥珀 乳香去油 沒藥去油

辰砂水飛 山慈菇去毛 敗龜板炙 雄黃水飛

犀黃五 珍珠半 人中黃半 青黛各半

共研淨末 山慈菇打糊為丸桐子大 辰砂為衣

每作一月服完 後用冷水送下 甚者一服一料必痊

魚口毒 生在左邊胯

板藍一把炒黃燒酒一碗煎服出汗即愈

白芷 五倍子各等分 炒黃研末 米醋調塗一日夜即消

又方 尾松燒干研末 雞蛋清調敷 不出膿即痊

便毒 生左右胯
全蝎去頭足米拌炒 生軍 山甲 白芷
各等分水煎服外用葱白搗爛和蜜厚敷效
又方 龍膽草七 木鱉子三枚 蝸尾七 生黄示
紅花七 桃仁七 瓜蔞一个
水酒各半 煎滚去渣露一宿 次早空心溫服
以利十餘次 吃稀粥止之
虎口毒 生大指次指間
鮮螃蟹搗爛塗之自消永遠戒食蟹
穿掌毒 生手心中
新蝦蟇葉研爛塗之愈後戒食鵝肉
蛇頭毒 生指頂尖
蜈蚣一條研末猪膽汁調塗即愈
代指毒 指甲潰爛
黄蠟 松香 各等分鎔和作筒籠指頂上盖
丹毒 因生瘡服過丹藥以致火毒發作
水中魚草搗敷乾又換之極效
纏腰毒 此毒初起如帶圍腰發紅

龍胆草晒乾研末用桐油調搽立效

又疔方 治出血不止 飲真正麻油一大杯即止

治日久爛毒 花椒水煎湯洗淨再用不見水羔

腐爛敷上以布包好久或換數即愈

瘡疽惡瘡膿血不止

生枸杞根皮洗淨先將皮用白麵成片

刮下當用以粗皮換煎湯湯洗令膿血盡

淨隨以白麵貼之即結痂而愈 倘有惡

血隨洗隨出務慎以洗淨貼麵自止

惡瘡腫痛叫號不眠人難別者

獨頭蒜數枚搗爛麻油拌 和厚敷瘡上

乾則換 能收毒消痛止無不神效

惡瘡有肉如飯粒突出破之流血正生不休

馬齒莧燒枯研末以猪脂油調敷自效

腫毒厚安不出頭

麻雀屎研末米醋和成芝大一粒乘濕安

瘡尖中即穿破

又方 蛇退燒灰豬油和塗毒上即破頭

諸毒瘡不斂口單方

烏梅燒灰存性研末敷之立效

桑葉醋煮貼之亦效

真白蜜熬一滴成炭存性用磁礶收貯逢毒瘡氣血虧而不能收口者用此蜜炭儘毒口納滿即愈

諸瘡潰爛後疼痛難忍者用天南星研末遍擦最效

又洗方 消熱毒去惡穢

白芷 甘草 羌活 赤芍 當歸 露蜂房

先用豬蹄一隻水五碗煮湯三碗以湯煎藥數沸洗之

癰疽作痒難止以食鹽摩其四圍即止

瘡疥作痒難忍 白扁豆研末擦敷則止

治破傷風 凡瘡破及刀傷打破皆須避風恐受風則瘡頭疤

蟬衣去頭足翅瓦上焙干研細末酒調服盡卧出汗自效

治瘵纪婦人悪露穢氣發暈方

巴荳卅粒入麻油盃里一色青豆乏以油调疏

黄蠟粉末頻塗即效

敷瘰毒方 田州真三七醋磨汁塗之即散如已破

研细末乾掺

中肥毒足潰方 糞堆地上烈日晒热累人跣足

行於此地受热氣之毒始足趾瘴痛似潰

跳潰俗名糞肥毒用鴨毛煎湯和皂礬

洗之即瘥

鵞掌風 手掌脱皮血肉外露其形似癬

揀三角山浮萍石拘多少盛於鉢内隔水

蒸軟晒乾再取猪脊筋一条先將手掌

搓擦再以瓦放炭上燒紅將晒干浮萍入瓦

上燒烟熏之依法一二次即愈

又方 雄黄穿山甲 燒烟熏之數次即愈

筆管癬瘡 皂礬炒乾研末以猪胆调塗自愈

癬瘡酒藥方 常年遠年男女陰陽生皮蛇皮一切癬瘡如神

土荆皮二两 木鼈子一枚切片 檳榔七枚切片

防風半 麝香少 土螺螄七個 俗名天螺螄
以上各藥用真好燒酒二斤浸五瓶内埋
紫石邊七日入冰片三分 仍埋紫石邊三日用穿
山甲先刮患處 次以此酒搽之 日搽五七遍愈

偏正頭風敷藥方
紫荊皮五兩炒 獨活三兩去節炒 赤芍二兩炒 白芷一兩
石菖蒲根一兩干燥研
右藥研細末用葱頭並濃湯調敷痛處立止

鶴膝風此乃三陰之氣不足風邪乘之兩膝作痛久
則膝頭漸大腿漸細成敗症矣宜早治之
上肉桂一錢 川附子一錢 川烏一錢 草烏一錢 細辛一錢
白芷一錢 白芥子一錢 淮牛膝一錢
水煎服先用姜葱煎濃汁熏洗後服煎
藥將藥渣和糟子酒搗濃再入厘射
一分和勻敷之

治大麻風秘方 鎮江丁參領得此秘方醫治多人此症
即手足骨節有塌損皆可治 若眉毛脫盡即難治
陳皮 白芷 苦參 天麻 蒼朮 川續斷 防風

荆芥 羌活 風藤 薏仁 牛膝 當歸
蒼术 海桐 廣木香 桂枝 麩殼 甘草各等
大黑棗乙枚 生姜一片 水二碗煎至一碗 服藥渣
再煎二次服 先服四劑 每日一劑 服完再
服丸藥 丸方列後

又丸方 大胡麻廿兩 小胡麻廿兩 牛膝四兩 白蒺藜廿兩
苦參八兩 防風拾兩 荆芥拾兩 當歸六兩
蒼术拾兩 薏苡四兩 續斷四兩
右藥研細末水法為丸如桐子大 每日早
中晚三服 每服三錢 外加楓子膏
每丸藥一料 春秋加人參 夏黄芩 冬不出殼
加楓子膏搽 圖搽 和丸藥内須是炎暑遠作

楓子膏 大楓子去殼取淨仁十兩 入銅鍋内炒至
三分紅色 七分黑色 將粉太過些分不及傷
眼 炒後研 研成細膏 如紅沙糖一般 仍入鍋
内漾五六次 倒在絕上 放在土地面上 以木蓋
蓋好 俟留出面上有霉 揩去再用
百日切忌房事 食鹽醃腊 豬肉雞魚

精盲發氣動風等食物犯之罔效

又敷擦方

東丹半 胆礬石一分 硫黃半 雄黃五

硃砂五 枯礬一分 蒲黃五 海螵蛸五 射香一分

銅綠一分 熬松香五 共研細末 濕者乾擦 乾

者用真菜油調敷

紫癜瘋 雄黃五 硃砂五 共研末以茄蒂蘸藥擦之 再加帕退並治白癜瘋

白癜瘋 硫黃五 蜜陀僧五 共研末用薑汁調擦 再加蛇床子五並治汗癜

麥斗金 接骨如神

古老錢三個燒紅醋焠七次 自然銅廿下燒紅醋焠七次

硃砂五 乳香五 没藥五

先將古錢 擂碎 為極細末再合諸藥

研細末和勻 待用 先用甜瓜子三錢炒研

陳酒送下一麥斗 再用陳酒送下末藥一

麥斗 如良久不見響聲 再服下甜瓜子

末一麥斗 健之 不可多服

麥斗即今之一茶匙 也約重三分許

接骨仙方

桑樹根 臭椿樹根 柘樹根

桂樹根 此四樣洗淨去土取根皮用去骨

生姜皮 五加皮 以上之藥各等分共

入石臼内搗極爛 小銅鍋微燒敷傷處

外用新棉花包好對周時即可取下不可

則太過之患 要緊要緊

治跌打熱血浸心將死者

當歸錢 自然銅錢 醋炙乳香錢去油

没藥錢去油 半夏錢 桃仁錢 紅花錢

蘇木錢 土木鱉三个

共研細末 每服拌酒用葱三寸煎湯送下 回生

跳傷丹 治跌打瘀血凝滯 氣鬱疼痛

地鱉虫一錢焙乾 降香末錢 川玉金錢 真犀黄二

乳香錢去油 没藥錢 歸尾錢 紅花錢

共研細末和匀 每服錢 陳酒送下即愈

接骨不痛方 鳳仙花根半寸 酒磨服 極多一寸

然後揉托而上 不至痛而愈 切不可多服傷人

刀口藥神方

籐黄一兩 白蠟一兩 此方用真麻油一兩

熬去清水成珠再入二味調勻收貯做膏

貼患處三五日收功

又方 多用葱白搗爛炒燙少和以麥粉糕亦可

乘其温熱一摸上冷則再換此方止血定痛且

無瘢痕又用白蠟一兩研末熱陳酒調服自愈

跌打瘀血涇痛方 生大黄末姜汁調塗一指厚

者變紫二指變白先以葱白搗爛炒熱一塊

痛處擦遍隨量飲以好酒

骨折筋斷痛不可忍取路旁或墻腳往人小便

處日久碎瓦片洗淨火煅醋淬五次黄色

為度刀刮細末每服一錢好陳酒送下即愈

五絕撲打摔死等症 五絕者產暈卻魅自縊溺死壓死

遇此等症只要心頭溫煖即隔日亦可救其

法先將死者盤屈坐在地上如僧打坐狀令

一人將頭髮控住置放低用生半夏末以竹

管吹於兩鼻內冬即活再以生姜自然汁灌

之並解半夏毒又宜以酒調藥合丸灌之
但身未冷下喉即活

跌壓傷死救法凡跌壓傷重之人口耳出血昏暈不醒但看面色有生氣身体尚綿軟皆可救但不可多人環繞嘈雜驚慌致令驚魂不復返令親人呼而扶之就坐於地緊着抱定曲其手足如僧打坐樣隨以熱童便灌之即大人溺亦可去其頭尾數滴若有馬溺更妙如强灌得一杯下喉便好然後輕移於相呼之人懷中抱入室內如前坐定更以足緊抵糞門不令泄氣並將窗戶遮蔽令暗一面以加味四物湯近身煮並之傾入碗內再放鼻下熏之總要備好間氣入腹后之乘熱用小杯灌之如入口惡逆即止再照前熏之少頃再灌陸續灌完不可使臥其糞門更須頂緊恐其氣從下洩仍致不救少俟其腹中動而有聲上下往來數通氣不能持方可使解蓋欲下

若是瘀紫毒狠，解下方可令卧，必至瘀者
瘀下是盡，然後方藥，否則再一劑，以第調
理，不可輕用補劑之味。

加味四物湯　桃仁一兩，揀杏仁去皮尖，紅花二兩，生山查二兩，
生大黃二兩，當歸二兩半，川芎半，赤白芍各
熟地半，用急流水煮大盞，數沸和童便，
須一大杯服之。

跌

撲打及從高墜下，木石所壓，從馬墜車，
以致瘀血凝滯，氣絕欲死，倉卒無藥，
急以熱小便灌之，免惡血攻心，再用乾荷葉
土五升，搗碎，以甑蒸熱，布裹患處，二包
更熨傷處，發痛須痛止，但不可
太熱，恐皮肉受傷，再服元胡索末
來日進之，飲自愈。

杖

傷　急以飲童便一碗，外用熱豆腐鋪在傷
處，其氣如蒸，其豆腐即成紫色，再換豆
腐，須以傷處紫色散盡，轉淡紅色為
度，再用木耳四兩，在砂鍋內炒焦存性

吸鐵吳研為細末每服半錢溫酒調下
服後坐少時候藥力行至傷處從
肉裏往外透如針刺癢甚不時係
血水即至致也凡被杖預服半錢減痛
子孩童請再服鐵棒散受杖不痛

鐵棒散

乳香去油　沒藥　蘇木　耳　兩
尾蠍焦存性　吳鐵器　地龍七條去淨
土鱉　除　脫　木鱉子七個　黃香各　牙去棒
去　去子及開九棒　自然銅火燒紅醋淬九次
上味共研細末空心用陳酒服下即受杖
不痛後飲甘草湯解之

打傷眼睛方　生豬肉一片以當歸赤石脂二味
研末摻肉上貼之拔出瘀血眼即無恙

磨鏡備　蜂蜜猪油各煎沸入雞燒酒內一斤
之讓沒熱飲蓋被取汗安臥一夜
鐵砂自出粘被上

煎鎖備　陳酸猪肉紅潑菜籽共用蜜泥的
細切剉濃再以象及人爪甲研極

細小者挑開向外割勿厚敷週圍一服
時箭鏃自迸後出截後實鏃
箭鏃入目用寒食餳糖和清水蒸以筋術之粘
點入目中待癢發癢一鉗即出
中藥箭毒內服真麻油一碗外時刻塗油必保
無恙
救刀傷法凡殺傷不透膜者用乳香沒藥各
一皂角子大一塊研碎以童便半盞好酒半
盞溫服然後用龍骨敷傷處即愈不出
血不必用真降香碗瓦刮末研細敷之
又方夜葱白炒熱遍敷傷處後呻吟再易痛即
止如金鎗腸出者多用小麥煮水濾汁稀
極冷令病人卧蓆上含汁噴其背則
腸漸入初噴時勿令病人知勿使多人在
旁喜語如腸未入抬蓆四角搖搖自入
既入須用麻油潤線縫之仍以潤帛札束
慎勿驚動恐瘡口復裂如自刎斷喉
者須早救若額冷氣絕則無救矣其法

乘初加時，一面將頭墊曲，令撇刀几拭去血。一面急用大雄雞一隻，壯手扯去其毛，生剝皮，乘熱包貼患處，毋完好安穩枕臥，自然漸漸甦醒，善為調養自愈。

救縊死 凡從早至夜，雖冷猶可救；從夜至早，稍難。若心下尚温，一日以上猶可救。萬不可截繩，須緩緩抱解，放臥，令一人踏其兩肩，以手提其髮去，令緊不可使頭下垂。令一人微微捻頸喉嚨，以手摩按胸腹，散動之。令一人摩擦肩膊，漫漫將手足屈伸之，若已僵，但漸漸強屈之。更令二人將筆管入耳內，不住口吹氣，如此一吹，久之時即氣從口出，然呼吸眼開，再以官桂湯徐徐灌下。若氣絕時久，務要多吹多摩，另謂身冷忽畏不救。

（耳目須塞之則寒於救囊門之內）

官桂湯 陳皮八分 厚朴七分 肉桂八分 製半夏 [illegible]

干姜八分 甘草二分

又法 皂角 細辛 等分為末 吹兩鼻孔

救溺法

撈起時如心頭溫煖急將口撬開橫
啣筯一枝使可出水令人以筆管吹其
兩耳 再研生半夏末吹入鼻孔以皂
角末置管中吹入穀道如係夏令即
將溺人肚皮橫覆牛背上兩邊使人
扶住牽牛緩緩行走其腹
中之水自然從口中並大小便流出再
用生姜汁灌之若無牛即用大鍋
覆寬櫈上將溺人肚臍覆對鍋
底使人扶住再使兩人擡攪搖動
自流出如係冬冷急將濕衣更換
一面炒熱鹽用布包熨臍一面厚
鋪被褥取稻草灰多多鋪於
被褥之上將溺人覆臥于上厚棉
被一個墊臍下再以草灰將渾身
厚蓋之灰上再加被褥不可使灰瞇
于眼內其撬口啣筯吹耳鼻穀道去
事俱照夏令法 熨醒後免令冥步

恢溫湯夏天宜以鹼鐵湯撈灰性煖而能拔水凡蠅溺水死者以灰埋之少頃即活此明驗也但溺人倘或微笑必急掩其口鼻如不掩則笑不止不可救矣尤不可驟令見火但一近火則必大笑凍死之人亦然溺凍死者飲湯湯切忌太熱恐傷齒盡落

救凍死

切忌見火（溺作救凍作）雖四肢直口噤者但胸前微溫皆可救用大鍋炒灰令極煖以袋盛之熨心上冷即換候目開旁度以溫湯或稀米湯稍灌之已救活宜用生姜陳皮煎湯溫服

救熱死

凡行人酷日趲行程農夫炎天勞力津竭汗盡卒然昏倒切不可設飲冷水及受寒涼其法用稻草結作長帶曲盤肚臍外用路上乾淨熱土搓碎圍之使數人共尿其中令溫氣入腹久久自愈此爲道途倉卒共

揩者設法若在可辨湯水處則
用布蘸熱湯更換熨之臍下三寸
爲穴甦後似忌飲冷水飲之無救
惟搗生姜汁自然汁一錢同和童
便一鍾灌下或蒜汁冲童便亦效
或用皂角童礬燒存性並甘草
壹錢共研末溫水調灌之

救魘死

凡在　閒魘者有灯即存其燈
不可用灯火照并不可近前急唤
須移於小卧處徐徐唤之即醒
如不醒他痛咬其足跟及足大拇趾
呼其名唾其面再灌以姜湯必
活又用筆管吹兩耳以皂角末少
許吹兩鼻孔得噴嚏則氣通三四
日者尚可救

救中惡客忤卒死或先病及睡卧間忽然
而絕或猝然仆地及一切痰壅手足

搐鼻等症

用韭菜心於男左女右鼻內刺入六七寸令目開血出即活或搗韭汁灌鼻更視上唇內沿有如粟米粒者以針挑破目活或皂角末或生半夏末吹豆大許一撮吹入兩鼻孔中此方切忌以白湯水灌之益湯入則痰涎永繫心絡致生他疾

救男婦尸厥九人奄奄死去脈動其氣閉竅不通曰尸厥

用菖蒲屑納入鼻中再用肉桂末放舌下或剃取左角髮方寸燒灰研末酒調服以熱酒調灌之立愈並令人以竹管吹其兩耳更妙

救男婦病邪治一切邪祟驚怪讒語瘋癲上屋尋死物妄獨言自哭忽笑恍惚等症

雄黃二兩　松香二兩　鎔化

崙治痔瘡神效方

大楓子四粒 蛇床子半 樟腦半

水銀 松蘿茶葉合研 錢 明雄黃錢 桃仁去皮 半

花椒 不 右藥七味共研細末用

陳蠟燭油同擣為丸桂圓大每

日空心時將丸藥兩手搓化先臭

上聞〻然後再將兩手心〻藥擦

瘡處

鯽魚膏 提膿生肌

活鯽魚一尾 約斤外 去大鰓 巴荳仁 伍兩 搥碎

草麻仁 伍兩 搥碎 清乳香 二錢

赤沒藥 半 甘草節 錢

用真蔴油三斤 銅鍋熬滚次
將活鯽魚抹乾水氣放下即盖
好候魚不動然後翻轉兩三次
熬枯去魚渣再入群藥熬至
滴水成珠即將藥渣濾淨
再用鉛粉三斤研細細篩入
鍋收膏

壁虎之膏方 專治大毒惡瘡癰疽發背等各瘡毒一切等症立效如神

壁虎四九条 全者用入蔴油浸 連翹 生地
大黄 花粉 各兩 射干 以上各錢
羌活 白芨 各錢 川楝子
用真蔴油二斤將群藥入油內浸

三日再下鍋熬至枯色去渣再熬至滴水成珠用黄丹十二兩先過炒乾徐徐投入鍋內攪勻再用乳香 沒藥去油各五錢 川貝研 海石煅研各五錢 佛果金芭蕉共研極細末投入膏攪勻磁罐收貯再入麝香五分攪入膏內點用

治鼻痔方 鼻孔內生乾瘤作痒疼痛

乳香 沒藥 孩兒茶各五分

研極細末

香衣辟汗方

丁香一兩研細末 川椒六十粒 和之用絹袋

戢佩絕無汗味

酒藥方　外腿痛加川牛膝三兩

制衣虎骨　木瓜　當歸　五加皮

炒桑枝　桂元肉各弍兩　紅花二錢

右藥用原燒酒拾斤浸泡半

月每晚飲一天[illegible]杯如覺不夠

對他[illegible]飲　不用[illegible]

去暑方

金銀花　香薷　薄荷　三味沖

飲　伏天宜服

蛔脚指丫方效驗如神　用白螺螄殼

瓦上炙脆研極細末加冰片少許再研

和白散三三盒

兜方

廣木香切細 半 石菖蒲炒 一錢 炙白芷 一錢

肉桂 一錢 乳香去淨油 一錢 沒藥去淨油 一錢

山柰 一錢 甘松 一錢

右藥共為末兜面用青布裡用毛

紅布將藥末裝縫於中攤護

胸腹脹悶處

肥兒丸方

雞內金炙 錢半 淮山藥 兩半

六神麯 錢半 焦白朮 兩半

薏苡仁 一錢 粉甘草 半

雲茯苓 五錢　廣陳皮 五錢
山查肉 五錢　白扁豆（去皮） 五錢
建蓮肉 五錢
右藥共研細末煉白蜜為丸

鼻疳瘡出膿結厚痂痛癢乾燥
乳香 一錢　沒藥 一錢　孩兒茶 一錢
共研極細末水調搽效驗方

耳熱作癢痠痛出膿血腥臭異常驗方
陳皮燒灰 一錢　輕粉 三分　麝香 四厘
共研極細末用磁瓶緊勿令洩氣
先用濃茶浸洗耳中用細紙絞淨
耳中水氣將末藥摻貫耳中一日
兩次即愈以好痊為度

丁巳夏仝二卅 因感寒發熱後虛弱
困倦乏神 脾土虛不善食致倦怠
瘦皮肉乾枯 纏綿胃傷加味異功散
服八劑 後日漸強健肉色滋潤稍肥壯精
神充足

潞黨參 三錢 建陳皮 去白 一錢 野於朮 三錢 炒
製半夏 一錢 雲茯苓 三錢 蜜炙炙芪 二錢
炙甘草 一錢 縮砂仁 炒研 後下
加大南棗 二枚 引

黨參補中益氣和脾胃除煩渴為君 白朮
補血燥濕生津 除勞倦止肌熱為臣 茯
苓益脾寧心瀉熱行水 芪佐甘草氣溫
補三焦元氣協和諸藥為使 陳皮辛溫理
氣燥濕 為脾肺氣分之藥 調中快膈導
滯消痰 半夏辛溫和胃健脾除濕痰
發表開鬱 又能行水氣以潤腎燥 香附
氣香味辛 微苦甘 能散降而和 主一切氣分
利三焦 解六鬱 兼入氣分 血中氣藥 砂仁辛溫和胃醒脾

快氣通行結氣消食補虛大黃毋溫
用以和之

紅藥方　專治無名腫毒未成者用膏藥放
藥少許貼之即消已潰者用藥上患處
提毒生肌立效如神

龍骨　二兩五錢　火燒冷透研細篩淨末用每錢入
赤石脂　三兩正　燒紅每次入水內候火氣研篩細末貳兩又
象皮　二兩五錢　咀片用硼砂入銅鍋內同炒黃色
熱研細末用每錢入藥內
乳香　四兩　此二味用板磚兩塊燒熱將藥夾
坐磚中去盡油熱研細末用貳兩入藥
沒藥　四兩
硃砂　貳兩　輕粉　貳兩
血竭　貳兩　明雄　壹兩五錢
兒茶　貳兩　雄精　壹兩
此六味研細末過篩戥准錢俟入前五味共
同和勻合成每兩藥外加冰片五分射香
五分同和均勻用新磁瓶裝塞緊瓶口勿令

洩氣越陳越佳

生化湯

當归 錢 元胡 錢 紅花 三

川芎 錢 姜炭 分 黑荊芥 錢

澤蘭 錢 炙草 分 丹參 錢

香附 製 錢 桃仁 研 錢 建查 紅糖拌炒 錢

童便 半鍾 沖 藕節 四枚

瘰癧

解砒毒 用防風一兩研末冷水調服

水火燙傷 用地榆若干研末麻油調敷亦不起泡 用鐵匠爐內敲鐵樣桶中水

瘰子頸一担煎濃汁一大碗鴨毛頻搽即愈

乳癰即愈 用端午艾燒烟生左熏右生右熏左以鼻中流黃水

又方用生半夏研細和燒酒粘綿少許塞鼻孔內生左塞右生右塞左立愈

治一切無名腫毒奇方 無論生在何處

當歸尾五錢 生黃芪五錢 皂角刺五錢

生甘草一錢 煎湯一茶碗用黃酒四兩沖服蓋

被出汗已成者即潰未成者即消屢試屢驗

婦人生瘰癧方 與丈夫行房後取男人陰經塗之即愈

水臌脹神方

用烏魚大蒜各八兩加紅糖煮熟過日數食 忌鹽 其水由小便而出

已有

止血補傷方

生白附子十二兩 白芷一兩 天麻一兩 生南星一兩 防風一兩 羌活一兩 各研極細末，就破處敷上。傷重者，用黄酒浸服數錢。青腫者，水調敷上。一切破爛皆可敷之。

小腸氣方

小茴香一兩 橘核三兩 共燒烟後，熏腎囊。將小茴圓核

霍亂奇方

大灰薑一片 明乳香一錢 用陳酒煎服。霍亂痛未濃者，服此方二劑，外敷香附餅即消。

香附餅方

香附五錢 麝香半分 共研細末 生地一兩 搗爛 蒲公英一兩 並陳酒調勻，熱敷患處。

乳岩瘰癧二症最為難治楊素園大令得

秘方救人甚多

丹雄鷄金骨一具 生剔淨毛肉 千里奔 五分 即騾馬蹄上銼下殘甲

紫梢花 五分 當歸 七分 甘草 五分 槐枝 五寸

以鷄骨入麻油並枯再入後藥用微火並枯

去渣之油再收成膏浸冷水中拔去火毒不論已破

未破量大小攤貼大效如神

乳岩又方

白花百合 一枚 冬蜜和搗碎去根用陳酒九年燉服 每一患兩乳則用百合二枚

戒洋烟膏方

五靈脂 一兩 炙香附 一兩 黑丑 白丑 各二錢 醋炒 理中丸 五錢

共為細末以烟灰五分煎水去渣和藥為丸如菉豆

大用烏梅根磨濃汁癮發服下照癮大小分量服之

撥散局錄表 疼夜腹浮無驗多服一二貼要以隂斷為度

羌活乙 蘇葉半 柴胡半 獨活半

廣藿香半 厚朴八分（姜汁炒） 製半夏半 枳殼半

香薷八分 檳榔八分 焦查錢 神曲錢

葱白三寸

蘇梗半 前胡乙 獨活半 附子八分

厚朴八分 製半夏半 陳皮半 二冬錢

只殼乙 焦查錢 神曲錢 甘草四分

鮮藿香葉七片 煨木香三分 引

惡寒壯熱頭痛身疼項痛（頸）強嘔吐口渴太陽無汗 及四時感冒不正之氣

羌活 防風 細辛 川芎 白芷

地黄 黄芩 甘草 蒼术

加生姜葱白引

如風澀自汗去蒼术 胸滿去地黄 加枳殼桔梗 喘加杏仁蒼术入足太陽 服惡去羌活白芷入足陽明治頭痛防風為風藥無所不至耳疼痛為使

肝鬱氣脹乳中結核方

代赭石 二錢 廣鬱金 一錢 青皮 二錢 蒲公英 一錢

白生芍 二錢 羚羊片 二錢 冬桑叶 二錢 煅石决明 八錢

姜黄炒川連 一小

取鯁子方

泥鰍魚一條 灯盞油 將魚搗爛 和油調敷患處 一周時即出

刀瘡藥方

陳石灰 生半夏 松香 等分搗爛敷傷處

乳痛方

榆白皮少許研末用酒渣和灼熱敷 頻換

害眼方

皮硝少許 冬桑叶少許 合煎水洗

紅白痢方

筒樹卷十個 紅用白糖 白用紅糖 煎湯吃

瘰癧方 生猪脊肋八寸長 鮮夏枯草 和果柏末搗爛作丸用温米湯嚥

心痛瘰癧方

鮮桃葉

擦牙神方 专治風火虫痛

甘松一錢 細辛一錢 白芷一錢 大黄一錢 香附一錢 石膏三錢

蓽茇四分五釐 胡椒四分五釐

共生研細末加炒食鹽四兩同、擦之冷水漱口久後見效 至牙根枯動者能堅固 風熱上乘牙関腫脹作痛方

薄荷一錢 牛蒡子二錢炒研 馬勃一錢 仁 松殼一錢

荊芥穗二錢 軟柴胡五分 桔梗一錢 青防風五分

製天虫五分 土貝母去心二錢 連翹二錢 苦丁茶五分

又擦方

明雄一錢 蓽茇一錢 白胡椒一錢 細辛一錢 潮腦一錢

淡紅眼神方 靈驗

歸尾一錢 羌活一錢 防風一錢 甘菊一錢 胆草一錢

元明粉一錢 杏仁去皮打 川連一錢 柴胡一錢

花椒七粒

時疫

療時疫者服大黄良陳中宜嘗
從夢中得北方黄神人語曰天災
流行人多死于疫癘惟服大黄
者生事見宋史 說儲

風狗

凡風狗毒蛇咬傷者只以人糞塗
傷處新糞尤好諸藥不及此 楮記室

瘴癘

洞庭賀澤民按察雲南時分巡
騰衝等處討賊因染瘴癘腰股
發熱有監生教以犬煮餵之令空心恣
食飲酒數盃即去溺溲少頃清
利其脹漸退蓋犬肉能治瘴也

古人藏書辟蠹用芸　香草也
除蠹。今人謂之七里香，葉類豌豆，作
小叢生，南人採置席下，能去蚤蝨。
魏國公徐鵰峯老而御女不衰，人
傳其術，以將紅棗數十枚令婢妾
口含而寢，過夜則盡食之。

應聲蟲
淮西楊勔自言中年得疾異，每
發聲言應答，腹中輒有小聲
效之。數年間，其聲浸大。有道士見
而驚曰：此應聲蟲也，久不治，延
及妻子。宜讀本草，遇蟲所不
應者，當取服之。勔如言，讀至雷

九蟲乃甚熱 乃頓飯數粒遂
愈 遂斷肉覺

煉精

蔡季通有睡訣云睡側而屈
覺正而伸早晚以時先睡心後
睡眼晦菴以爲古今未發之妙
殊不知本出於千金方云半醉
酒獨自宿軟枕頭煖蓋足能
息心自瞑目 [illegible]譯

霉烟

藏書之家書冊或爲雨漏及途
路水潦所漬者皆可大甑中蒸
而暴之至一二番乃以物填壓平
處遠乾色雖微漬 而免其損壞

誤吞針

小兒吞針以乳香荔枝朴硝為末以犬豕脂入鹽和之吞下自愈若碎鐵則用皂莢硇砂雷數日鐵過神砂丸泥似粉神砂應即硇砂也

年瘦穿一井飲之可得無患此仙人藉耽之言案漢禮儀志云夏至日濬井改水冬至日鑽燧改火可去痛病

腹痛

治寒氣腹痛緊陰危篤者急飲熱酒外用蔥熨法蔥白碗粗一束麻繩纏住切去頭尾留中一寸厚放在臍中上蓋片布以熨

斗貯火熨之令熱氣入腹 葱冷再
換以汗出痛止爲度

鼻赤

病鼻赤者乃陽明經胃火上炎一
方只食鹽一味研細每晨起撮
少許擦齒噙水蕩漱旋吐掌
中掬以洗面行之月餘而鼻色復
舊且有益於齒

凡産後不問有病無病即用童
便好酒煮熱服之百病不作

驚風

小兒急慢驚風痰涎壅盛塞
於咽喉其響如潮名曰潮涎但用
金星礞石火煅過研細末入生蜜

藕汁内少加蜂蜜調和温水服
之良久其药自裹痰從大便出
屢試得效以慢驚痰少加青州
白　數粒更妙
生半夏末　衛衣松香研細末敷上
即合口不苦痛

吞針

稚子誤吞綫錘胡僧教啖餳糖
半觔畢從後出凡誤吞五金者皆
可出也

入山避邪　凡入山齋向犬白雞与塩則药宝井
出百步外口呼靈薇或呼林〻
央〻則艾慈一作林兵又曰入山默念

儀方即不見猿[illegible]默念儀秦即不見兇招後裾三摺攝胷向則蛇不近得席先入土之向石凡渡河以朱書禹字及手書土字除驚恐人心有所依歸不動他虞則邪氣退避此內空之法也

乾霍亂

暴疾心腹疼腹滿不得吐而死所病乾霍亂可治而人莫知其為敵取可但以蜘蛛生斷去脚吞之則愈後有此病試用輒瘥

栗惟兗州宣州者最勝一球數顆其中扁者謂之栗楔能治[illegible]

腰脚無力以衰感之風更係難多
宜吃十餘顆次吃猪腎輔助之久
必強健蓋風乾者曝于日暴為
火煨油炒勝于煮蒸仍須細嚼
連液香嚥則有益最頓食至飽
反傷脾胃子由詩云老去自添
腰脚病山翁服栗舊傳方客來
為說晨興晚三咽徐收白玉漿此
得食栗之訣也
王肅張衡馬均三人霧行一人無恙
一人病一人死問其故無恙者飲酒
病者飽死者空腹

壽國壽而壽方術醫雖技術人之生死繫焉可忽哉丹經不勝繁矣簡便而立驗者常付之中書君倉卒有錯未必無為補

霍亂

凡中風中暑中氣中毒中惡罹霍亂一切卒暴之症 生姜自然汁加童便調服立可解救 蘇譚

痔

病痔者用苦蕎菜或鮮或乾者煮湯以熱一桶為度把湯置器中閉一瓶其上坐以熏之候湯可下手擦苦蕎菜頻頻澡洗湯冷即止日洗數次驗效蕎一作苣北方甚多南方亦有之

蘇國祺記

止牙痛法

墨靈子方 藥舖買 打碎吞食二三分一錢取牙痊

癬

癬瘡方

先洗浴後將硫黃末擦在即愈 已驗

吞銀吞銅法

用硝礞水化銀再用拳打消

仍浮銅放在銀水内 後用鐵引

色青味酸氣臊々為木氣所化入足厥陰肝少陽胆

色赤味苦氣焦々為火氣所化入手少陰心太陽小腸

崇禎庚辰黃公石齋解公石帆
葉公潤山被杖士夫皆謀蚺蛇膽此
膽大寒令人絕嗣不如三七無名異地
龍蜡丸酒服則杖不知痛尤不印
得則白蜡圭兩䗪蟲一枚研服之
如壬午然公尋復以直言拜杖
中州集曰貞祐中高琪柄國士夫
被笞辱醫家以酒下地龍散投
以蜡丸則受杖失痛范中歌
曰嚼雖知味最長一杯卯酒地龍
香年來纔價長安貴不重新
詩重藥方不偶書及此為之一嘆痕

病青痣用萊菔烟罨之即消
或用赤豆粉調附
蟯蜋巴豆同塗瘰不可當以雄硃
石挟之即出象牙灶鼠肝腦栗屑
烏鴉尾灰白梅人爪人齒塗和里
亂皆能出箭頭鐵針在肉者惟
予和事親方端午收萆卅 作
丸藿卅衣之置臍而箭頭自出劉
蒋琳曰近日行伍中惟以乾莧菜
與砂糖塗之能出箭頭與鉛子砲
子此常驗者則古方所未載也
存家之戒多矣而變為尤月

令先雷三日奮木鐸以令兆民曰雷將發聲有不戒其容止者生子不備必有凶災謂其瀆天威也令人生子而形殘体缺者得無犯斯禁耶迅雷風烈必變其可忽哉

病不服藥爲中醫蓋謂其服藥誤其死速不藥死稍緩耳一得此者治之或可爲耳崑山周知縣景星家一婦病腹中塊痛有産科專門者診之爲氣積投以流氣破積之劑又命人

以陽併軸憂之不敢問有巫降神頗靈往問之云此胎氣也勿用藥俟之後果生一男南京戶部主事韓文亮妻病腹中作痛按之若有物在臍左右者遍測中一名醫至京請診視之云是癥瘕服三稜蓬莪朮之劑月餘覺愈長亦以其不動乃止後數月生一男此皆有命而然可不慎哉

蚯蚓糞能治蜂螫被遊蜂所毒急以井泉水調蚯蚓糞塗之

其痛立止 聞昔人納涼簷際見
石蜂為蜘蛛所罥 蛛出取蜂受
螫而墜 少頃爬沙墻角以腹足
抵蚯蚓糞 其掩其傷 須臾健行
卒咬其蜂於網 作手物亦有
知也

夏秋月雜菰蕈皆是 其蟲
蛇氣結成 若後傷人甚多 斷不
可吃 爾農民何不勤力種菜 四
時無缺 何用將性命試此毒物
特此勸孫莫招後悔
凡鴨蛋過清明則中不潑 殼宜

春初醃之麩仁鹽醃中皮鴨蛋方

先以桑葉湯內投松竹叶幾片

待溫將蛋浸後畢每百用鹽十

兩栗柴灰或青柴灰桑柴灰一

升以鹵調醃之入罈三日取出盤

調上下復裝入罈三日又如之封藏

月餘即成安蛋祈門方法用蕎麥

灰及稻草灰石灰

太平廣記載驅邪瘧鬼咒甚驗

勃瘧勃瘧四山之神使我傳六丁

使者五道將軍收汝精氣攝汝

神魂速去速去免逢此人凡人瘧

發時即論不徹寒熱即散汗出而愈傳人亦不致存

醉蟹法特用團臍不用尖四兩花椒不用鹽十斤陳酒一碗醬任君留到二三年

醬即醬油

經驗良方錄

青囊集要

卷一至卷三

青囊集要

《青囊集要》十八卷，清永禪室寫樣待刻稿本，十八册。清釋心禪輯。抄寫者與抄録時間不詳。書首有《總目》，列各卷内容；每卷前又各有細目。據《總目》，卷一正文前依次當爲《心禪和尚小幀》《又小幀題詞》《序》《自序》《凡例》《總目》及《目録》，但目前僅有《總目》《凡例》與《目録》，作者小幀、題詞與序言均未見。是書輯録者心禪和尚，爲清末著名醫僧，出身普陀山，常年于杭州一帶行醫，撰有醫案《一得集》三卷，有清光緒十六年庚寅（一八九〇）永禪室刻本傳世。據《一得集》序言及醫案内容，釋心禪與晚清著名學者俞樾、當地名人翰林院庶吉士李鵬飛、儒士徐引之，以及鎮海縣儒學教諭趙忠等地方官員均有交往。俞樾在《叙》中稱『心禪和尚隱于浮屠，而精于醫。其論醫諸條，無不入微……取附諸案，尤見運用靈機，不拘死法』。《青囊集要》一書，據書籍形制與印有『永禪室藏板』的紙張，當爲永禪室待刊的謄清稿本，或因某種原因未及刊刻，而原目録所列的作者小幀、題詞、序言等内容尚未完備，且卷十三至卷十八卷首及版心之卷序也未及書寫。此書原稿未見存世，亦未見有傳抄本流傳，故此本彌足珍貴。是本高十八點一厘米、寬十二點二厘米，烏絲欄，四周文武雙邊，版框高十三點九厘米、寬九點二厘米，花口，題寫書名，單魚尾，版心記卷次、章節名與頁碼，下有『永禪室藏板』字樣。半葉九行，行十九字。楷體抄寫，字迹清晰工整，無句讀及圈點批注，《凡例》中有個别朱筆修塗處。各卷首題有『南海普陀山僧心禪輯，傳徒僧大智、大延、門人王學聖仝校』字樣。書首總目、各卷目録與正文首葉下均鈐『中華書局圖書館藏』陽文朱方。

全書共十八卷，分四十五門，共收録各科方劑二千餘首。卷一至卷三爲通治方四篇；卷四爲補益方；卷五、六爲婦科方六篇，包括種子方、調經方、胎前産後方、雜療方等；卷七爲小兒方；卷八至卷十二爲雜病方，共二十三篇，包括風證、傷寒、暑病、痹症、消渴等外感、時病與内科諸病等；卷十三至卷十五爲癰疽瘡毒方四篇，包括内服方、腫瘍方、潰瘍方及瘡毒方；卷十六爲膏藥方；卷十七、卷十八爲七竅病方四篇，包括眼科方、耳病方、喉舌口齒牙疳方與鼻病方。正文前有《凡例》十九條，較詳細地説明了各門病證的分類與收方原則，可與正文對照參看。如首先説明該書的録方總則，即『博考群書，搜采古今名家之秘笈，采録丸散膏丹藥酒及熨摩外治諸方，并眼科外科之日用應驗丹散，選其靈效顯著者，考正分兩，深究炮製，一一録出，實事求是，不尚虚飾，會萃成帙，正其先後，去其重複，命其名曰《青囊集要》』；接着辨析通治方與專治方的概念，指出『病機萬端，參伍錯綜，變化不一，故是編首列通治、補益二門以爲綱領』；後分述所列各門病證的緣由與方劑來源，説明集録的方劑以古方爲多，間采義理精切、功效顯著的時方，如『性烈竣猛大毒之藥，或症急而暫用，或所用甚少』，必在方後注明何者可用、何者禁用；又指出婦科方多本于《千金》，小兒方以補脾、消積、殺蟲爲多，外科方多收録自《瘍醫大全》《竇氏全書》《外科正宗》《外科全生集》等。該《凡例》對于全書内容有提綱挈領之用。

該書内容全面，録方精當，方中藥物劑量齊備，對炮製與服用方法的記載尤爲詳細，切合實用。在開篇《通治方一》中，首列各種外治灸法，包括太乙神針、雷火神針、蒸臍補氣法，合（核）桃、豆豉、桑木、隔蒜、隔蠟灸法，葱、蛋、紫蘇、吴萸、椒、土熨法，以及睡聖散，其次纔是各種内服丹散諸方，體現出民間醫學的部分特點，值得進一步研究探討。

（張葦航）

目録

卷二……二六五

青囊集要總目

青囊集要　卷　總目　目　永禪室藏板

凡例

一丸散膏丹藥酒及外治諸方與藥物炮製之法向無專書俱散見於各症及本草條下而藥肆之刋本丸散集則又有論無方且各逞臆見多參文飾以致方論相背者有之即各家抄藏之本亦每多分兩參差炮製失宜如是之類不勝枚舉誠醫家一憾事也爰是不揣冒昧博考羣書搜採古今名家之秘笈採録丸散膏丹藥酒及熨摩外治諸方并眼科外科之日用應驗丹

散選其靈效顯著者考正分兩深究炮製一一錄出實事求是不尚虛飾會萃成帙正其先後去其重複命其名曰青囊集要蓋取集腋成裘之意云爾

一古人所製之方有一方而兼治數病者名曰通治方如至寶丹玉樞丹聖濟大活絡丹靈寶如意丹之類是也有一方止治一病者名曰專治方如祛瘧散瘧母丸化痰丸消痞丸之類是也即所謂各症之主方蓋非此方不能治此病者

也而百病之生不越乎六淫外感七情内傷為諸病之所由來而外感者多實症内傷者多虛症又六淫感邪每多相兼如風挾寒邪暑挾溼邪之類且有外感而挾内傷者病機萬端參伍錯綜變化不一故是編首列通治補益二門以為綱領閱者須先將此二門逐一細閱而後再檢本門諸方庶無遺憾

一虛勞症世人往往以勞瘵並稱而不知勞之與瘵輕重懸殊勞乃虛之始瘵為虛之極蓋勞者

即勞動之謂君子勞心小人勞力人則未有不勞而勞未必遽病也惟勞之過甚不知節養則漸以致虛故曰因勞以致虛也虛而復又重虛之則如物之有損故曰因虛而成損也損則起居雖艱尚可茍延歲月而乃損之又損則成而為瘵人雖能行名曰行屍是雖盧扁亦難挽救矣故扁鵲云余不能生死人而肉白骨也不能起者余能使之起耳故曰因損而成瘵也既成瘵症去死已不遠矣區區草木之功何能為耶

是編既列補益方在前故虛勞症不另立一門各從其類而採取之可也

一是編共十八卷分為四十五門集方二千餘首而雜病方五卷分為二十三門如中風歷節為一門積聚癥瘕為一門而中風則有寒熱之殊臟腑經絡之分積聚癥瘕亦有臟腑氣血之異如肺之積名曰息賁心之積名曰伏梁肝之積名曰肥氣脾之積名曰痞氣腎之積名曰賁豚又有腸覃石瘕血瘕痞塊之不同病有新久邪

有淺深各有主方是一門之中又分數類矣

一雜病之名繁多而是編止分二十三門似乎未備蓋是編各取方多者分立一門且一門之中又兼數類如驚悸怔忡不寐盜汗等症或因痰或因虛各有所因而方則寥寥數首故或分逮於各症之中或附於通治補益之内概不另立一門

一古人製方之旨謂治上焦如羽羽乃至輕之物故治心肺之病多製為散每服不過錢匕治中

焦如衡衡平也故治腸胃之病多用湯劑飲其汁而去其滓治下焦如權權稱錘也為下重之重物故治肝腎之病多用膏丸後人不知此理往往將古人之湯方更變為丸藥以取其便如四君子六君子補中益氣歸脾等方古人皆為湯劑令則藥肆皆改為丸而醫師則又將丸散之方俱變而為湯劑如涼膈散平胃散腎氣丸之類往往湊合成方每劑用藥數兩而不知丸散膏丹與湯劑之用各有不同不可混也故是

編以古人所製之湯劑今時俗之改丸散者一概不錄

一是編採集諸方以古方為多雖間採時方然必選擇義理精切功效顯著者則取錄之如浮泛不切并外科惡毒之藥如内科之全鹿丸外科之三品一條鎗之類皆刪去不録

一是編採集各方雖剛柔並見緩急皆有然性烈峻猛大毒之藥或症急而暫用或所用甚少然必方後註明何者可用何者禁用閱者必細審

之方無孟浪之失慎之

一婦科門中所録胎産調經種子等方多本千金叅以羣書隨人體質之偏勝而調之誠廣嗣之寶筏種子之秘書也茍能於此細心體會則調經種子之法端不出於此矣

一外科丹散諸方刊本雖有瘍醫大全竇氏全書正宗全生等書而内服外治之方未能全備是編搜括無遺内外之方俱備如能照方脩合自能立起沉疴斷無因循無法之憾矣

一眼科喉科世本之方法尤少是編搜採各家之所長會萃成帙內外兼該若能隨時製備不但聲名遠播而且濟人救世功莫大焉

一膏藥方有治內症者有治外症者有宜陽症者有宜陰症者有用以化毒消腫者有用以生肌長肉者其主治各不同是編分為二卷第十五卷錄方二十一首皆治內症之用一方可通治數症其用甚廣第十六卷錄方百餘首皆治外症之用修德之士能預製以施濟功德更無量

矣

一丸散膏丹經驗之方世人往往藏爲家秘籍取厚利不肯傳人殊不知道以愈廣而愈妙譬如金珠美璧惟天下之人共知之而後乃爲珍貴若使天下之人皆不知則金珠同乎泥沙美璧等於頑石矣況醫以活人爲事經驗之方正宜傳人可秘乎哉或云先師原有禁方不傳之秘以垂誡之是則正恐傳於匪人專以嚐利故須擇人而授之非其人勿傳也

一小兒之病除痘瘄之外以脾虛食積爲多即五疳積聚亦因此而起故集中結方以補脾消積殺蟲爲多明乎此則小兒諸方皆可類推所謂得其要者一言而終也

一是編各門皆附有外治之方如熨痺酒消痞膏太乙鍼雷火神鍼之類用得其宜效如桴鼓若用之不當非惟不效而反害之矣故欲治病必先識症蓋凡病俱有虛實寒熱若倒置而用之輕則加重重則速死矣

一修製各項丸散炮製須遵古法金石之藥煆煉火候尤宜周到不可塞責了事不但功用不神且留金石毒性反足害人可不慎歟

一石藥如硃砂雄黃蘆甘石之類內多砂隔必先碾細水飛數次澄去砂石方可入藥

一修合外科丹散須先逐味研細重羅篩過然後更合研極細以舌舐之無滓為度愈細愈妙合眼藥更要細而又細研至無聲再研數日否則點之作痛不可不知

一是編無論醫家藥鋪及各家書齋俱宜存置一
冊以備暇時檢查方藥豈非甚便

青囊集要卷一目録

通治方一 各種灸法

九製硫黃丸

玉霜圓

二氣丹

玉真圓

半硫丸

草神丹

霹靂散

華澄茄散

二聖散

青囊集要卷一

南海普陀山僧心禪輯
傳徒僧大智
大延仝校
門人王學聖

通治方一

各種灸法

太乙神鍼集驗

治一切痛風寒溼筋骨疼痛

人參　麝香各四錢　山羊血二錢
廣三七八錢　千年健　肉桂
乳香　蒼朮　小茴香
鑽地風　川椒　沒藥各一兩六錢
防風　蘄艾各六兩四錢　穿山甲八錢
右十五味共為細末用綿紙一層高方紙二層寬一尺二寸五分長一尺二寸將藥末薄薄鋪勻在上一枝約用藥七八錢緊捲如爆式務要緊實兩頭用紙封固外用印花布包面亦要整齊好看

用時將鍼以火焠著或按穴道在痛處下襯以方寸新紅布七層將鍼按上若火旺布薄覺疼可加墊布數層但鍼必須三四枝點著一鍼焠熄又換一鍼連進七鍼無不立愈

近日亦有用粗紙襯患上鍼者亦效但襯紙襯布俱要墊的平穩若墊的有縐折便要走泄火氣致傷良肉起泡成灸瘡矣

臍間少腹非多襯紅布不可輕試若襯的不厚怕灸瘡潰爛悮事

太乙神鍼其功甚巨極有奇驗只恐施之不善適足悞事曾見用此鍼隔皮袍鍼左臂麻木者孰知持鍼重按而皮袍袖口折疊火氣蒸傷臂肉成瘡足害六十餘日始愈此其小悞也又見一張姓婦人年三十餘患腹痛服理中湯未愈一醫用太乙神鍼鍼臍下丹田一鍼其痛稍止次日又鍼而其腹痛更甚豈知婦女皮膚被藥鍼火氣走散灸瘡大作潰爛如鍾口一塊洞腹透腸無法補救而死嗟乎腹痛未必即亡而醫之用之不善致戕其生

豈可歸咎於太乙神鍼乎故不得不詳述其悮以誡後之用此鍼者留意焉

雷火神鍼

治風寒溼毒襲於經絡為患漫腫無頭皮色不變筋骨疼痛起坐艱難不得安卧者用此鍼之

蘄艾三錢　丁香五分　麝香二分

右三味藥與蘄艾揉和先將夾紙作筒如指拇大用艾藥叠實收用臨用以肖山紙七層平放患上將鍼點著一頭對患向紙捺實待不痛方起鍼病

甚者再復一次七日後火瘡大發自見功效矣

雷火鍼

治風寒溼氣瘀滯經絡脈隆之中閉塞不通而作痛者

蘄艾一兩　硃砂二錢　穿山甲土炒

桃皮　草烏　川烏

乳香　雄黄　没藥

硫黄各一錢　麝香五分

右十一味共為細末以蘄艾鋪粗紙上入藥末三

錢捲成筒如花爆式擇吉日將藥筒入瓶内以箬葉油紙封口埋地中四十九日取出任用此鍼能除百病可於患處用青布或紅布摺二十四層將鍼燈上點著吹熄隔布鍼之覺患處煖極即止不過三次愈

火鍼法

治瘰癧痰核生於項間初起堅硬或如梅李結聚不散宜用此法鍼之插藥於鍼孔内則易消散用鍼二條將竹筯頭劈開以鍼尖夾縫内相離一分

許用線縶定先將桐油一盞用燈草六七根油內排匀點著將鍼燒紅用手指將核揑起用鍼當頂刺入四五分核大者再鍼數孔亦妙核內或痰或血隨即流出候盡以膏蓋之次日鍼孔必漸作膿輕者用黄藥線插之核堅硬者用氷螄散糊打成條曬乾插核鍼孔內外以紙糊二重封固次日其核發腫作痛不妨乃藥氣攻入於內候至七日外自然核外裂開大縫再至七日其核自落葱湯洗淨孔大換用玉紅膏蓋後服益氣養榮湯或十全大補湯加香附兼戒勞

動氣惱房事發物煎炒海腥等件

蒸臍補氣法

治氣虛體倦肚腹畏寒下元虛冷等症極效

五靈脂　枯礬　夜明砂各一兩

右三味共為細末分作四包存貯聽用每逢春分秋分冬至夏至前一日避風用温水先將臍洗淨納麝香五釐於臍中用蕎麥麪作圈深寸許横逕一寸六七分烘微温安放臍上即用藥一包填實圈内用蘄艾絨為團如小棗大放藥上用火燒燃

若干歲即燒若干壯燒完用蕎麥麪作餅蓋於圜
上俟藥冷緩緩取下忌飲茶七日如無蕎麥即麥
麪亦可久久行之不可間斷受益無窮忌婦女經
手

蒸臍散

亦可隨病所在蒸之外科寒症亦能蒸散

丁香　木香　半夏
南星　川烏　歸身
豆蔻各二錢　乳香　大黄

硝石　穿山甲　雄黃各一錢五分

蟢蛛窠二十枚　肉桂　麝香

氷片各二分

右十六味為粗末放麪圈內上用銅皮一片多鑽細眼用艾火炙銅皮上每日十餘火滿三百六十火病除藥味亦可因病症加減其藥用燒酒薑汁等拌溼

合桃灸法

治肩背腰脇手臂腿膝環跳大腿外側為環跳貼骨等處

感受風寒溼氣以致漫腫無頭皮色不變惟痠疼麻木筋拘抽痛不能轉側動搖等症即將手按拏其著骨極痛之處用墨點記隨依後法灸之即能消散若躭延日久致生腫毒難以收功

沉　香研　丁　香研　木　香各研五分

麝　香研二分　乳　香六分燈草同炒研　穿山甲五分炒研末

右六味臨用時共研勻以大核桃殼半個將藥末裝滿覆於墨記之處再用乾麪水調做成饅頭麪式作一圈子圍住核桃殼不致移卸上用溼荷葉

一張蓋護以防火星落下仍挖一孔留出核桃殼將艾絨作龍眼核大放桃殼上以線香點火灸之初灸一二次不覺其熱至五六次方有艾熱之氣鑽透於内能受熱者可灸十四次不能受熱者止灸十一次灸過其毒自消如病甚者加灸二三次決不成毒灸畢隨愈屢治多人應驗之至

豆豉灸法

治一切癰疽潰久不斂瘡口黑陷灸至數次即色轉紅活新肉漸生收口全愈百發百中神效之至

淡香豆豉一鍾入飯鍋内蒸熟搗爛如泥照瘡口大小作餅厚三分放瘡上用艾圓炙之但使温温覺熱痛急去之患當漸愈一日炙二次如瘡有孔留孔勿覆置艾其旁炙之聽其出膿汁為妙

桑木炙法

治一切癰疽疔癤瘰癧流注頑瘡久不愈者俱有神效

乾桑木劈碎紥小把燒燃一頭吹熄持近患處炙之凡每炙片時日三五次以瘀肉腐動為度大抵未潰

則解熱毒止疼痛消瘀腫已潰則補陽氣散餘毒生肌肉若陽症腫痛或重負如山用此法出毒水即內消日久者用之雖潰亦淺且無痛苦陰疽不起者一灸即起

隔蒜灸法

治一切癰疽腫毒惡瘡初起即用此法使毒氣解散用藥施治亦易見功輕者灸過即愈

大蒜頭名老蒜去皮又切片如三文錢厚安瘡頭上用艾一團大則只用一分小則如豆子大於蒜上燒之蒜壞另換若難辨瘡

頭先以溼紙貼瘡上先乾處即是瘡頭或有十數頭生一處將蒜搗爛攤瘡頭上鋪艾燒之艾火不論次數或十數次數十次或百餘次總以痛者燒至不痛不痛者燒至痛惟頭不宜灸宜向足三里穴（穴在膝下三寸胻骨外兩筋內）灸之灸多者宜先服護心散以防火毒入內

一陰瘡色白不痛又不作膿或頑瘡久不收口灸之最妙

一疸疔毒氣使諸疸不能起發或麻木疼痛安蒜

片於痘疔工灸之毒隨火散若紫血出後腫痛不止者尤當用灸

一跌打損傷破口傷風牙關緊閉腰背反張命在頃刻攤蒜於傷處多灸更灸百會等穴立甦

一凡蛇蝎蜈蚣及瘋犬咬傷各毒攤蒜於傷處鋪艾多燒之至不痛為度拔出其毒以免內攻

一本草綱目載史源記蒜灸之功云其母氏背胛作癢有赤暈半寸白粒如黍用蒜片艾火灸二七壯其赤隨消次日有赤暈流下長二寸舉家

歸咎於灸後用艾火灸四旁赤處每一壯燼則赤隨縮入數十餘壯赤暈收退至夜則大焮滿背比曉色黑腫高三四寸上有百數小孔調理而安蓋腫者毒外出也小孔多毒不聚也色黑皮肉壞也非艾火出其毒於壞肉之裏則內逼五臟而危矣

隔蠟灸法

治一切癰疽腫毒發背對口等瘡甚效

先看毒聚處水調麪作圈依腫處大小圍圈高寸餘

實貼皮上勿令滲泄本人安身勿動圈内鋪極好蠟片屑上以炭火炙至黄蠟溶化毒淺者皮上覺熱痛不受炙便止毒深者全不覺熱痛再下黄蠟隨化隨添至圈滿仍前燃火炙至蠟沸初覺癢後覺痛久之不可忍乃去火以少水㵾澆滚蠟上俟冷揭去蠟近皮者俱帶青黑色此毒隨蠟拔去淺者一二次炙便内消深者三四次炙亦立解或瘡口雖破而皮尚堅硬膿未出者不必用刀鍼惟炙之膿出腫消或膿出而瘡口潰爛者即於瘡口下圈再炙蠟氣從口而入

愈深愈妙

葱熨法

寒中三陰口禁失音四肢强直攣急疼痛兩手無脈似乎中風者或厥逆唇青男子腎囊（名為卵胞）縮入婦人乳頭縮入或男婦交合後氣絕等症俱用葱白一觔微搗炒熱分二包輪換熨肚臍下久久俟煖氣透入自愈並以葱白三寸搗爛酒煎灌之陽氣即回此華陀救急方也或用罐裝熱火或裝滚水放炒熱葱上熨之更妙病重者更以艾丸如豆大燒氣海穴（臍下一寸）

五分關元穴臍下三分各七次則脉漸現手足漸温可得生矣

蛋熨法

傷寒症不能分陰陽醫者不識難以下藥或目瞪口呆不省人事身熱無汗大小便不通者用雞蛋十枚煮熟留殼切去一頭留七八分合在病人臍上用銀簪插入雞蛋内取出黑色蛋冷即換候銀簪不黑病人大汗出即愈用神仙粥調養可無後患此秘法也

紫蘇熨法

治傷寒內傷食積小腹硬滿大小便不通不能言語神思欲脫兩目直視手足强撲證候危險難以用藥者

紫蘇數兩煎滾湯將手巾在湯內泡熱扭乾要乘熱攤病人肚上及小肚上令人以手在手巾上盤旋按摩冷則隨換如此數次宿糞硬塊積血自然下行其效如神如肛門閉結不通用蜜和猪膽煉成條子徐徐插入此法最效如積糞下後仍須用藥調理

吳萸熨法

治法同上

用吳茱萸一觔，搗爛，酒拌，澄布袋二個，分包甑蒸透，多熨兩足心，兼熨臍下，候氣通達，手足溫煖為度。或加麥麮、食鹽、葱白等分同炒熱熨，亦可冷則隨換。

椒熨法千金翼

治水腫臌脹及陰寒凝結腹中癥瘕痞塊

用川椒三合，取新盆一口，可受一斗者，底上鑽三十餘孔，將椒布於孔上，椒上布鹽，鹽上鋪紙兩重，紙上布冷灰一升冷灰上放熱灰一升熱灰上放熱炭火如雞子大常令盆熱盆底鋪薄氈一片其口以板蓋上以手捉住仰臥置於腹上逐病上及痛處自捉遣移熨之冷氣及癥結皆從下出七日一易椒鹽三七日百病差乃止

土熨法

治身受寒熱心腹疼痛醫家辨症不清每致涼熱混投或鄉僻之地無藥調理漸至飲食不進大便閉塞小便短澁上下關格不通渾身拘急或六脈

沉伏或緊數之極甚至手足腰膝殭硬不省人事
此危篤之症急用
陳乾土磚搗成粗末約二升許以鍋炒大熱用青布
包紮以半揉熨胸腹腰背等處冷則另換一半周流
揉熨約半時許自覺胸腹之氣流通而愈或用皂角
末少許吹入鼻中得噴嚏則氣隨通暢
睡聖散
人難忍艾火多灸痛苦服此昏睡不知痛亦不傷
人

山茄花八月收　火麻花七八月收

收此二花時必須端莊閉口齊手足採之若二人去或笑或言語服後亦即笑即言矣採得陰乾共為末每服三錢小兒一錢茶酒任下服後即昏睡可灸五十壯醒後再服再灸

通治方二

二十四製金液丹

扁鵲云此丹治百餘種欲死大病二十種陰疽三十種風疾一切虛勞水腫脾泄注下休息痢消渴肺脹大小便閉吐血衄血尿血陰寒霍亂吐瀉目中內障尸厥氣厥骨蒸潮熱陰症陰毒心腹疼痛心下作痞小腸兩脇急痛胃寒水穀不化日久膀胱疝氣膨脝婦人子宮虛寒久無子息赤白帶下臍腹作痛小兒急慢驚風一切疑難大病治之無不效驗按此丹為

治脾腎兩虛命門火衰腎氣不納上浮喘急及關閘不藏精流不覺者非此不治又主生冷傷脾腹中堅積痞塊一切年久沉寒痼冷諸症及久年三陰瘧疾凡草木藥不能奏功者用此皆效為醫家必備之要藥但硫黃切宜選擇正真道地弗用土硫黃為害非淺而製法尤宜精良庶毒去而功純其性溫而不燥功同參茸故便秘者能潤便溏者能乾功效無窮余用之屢獲奇效真救危之神丹也

製法

天生硫黄十觔須選色黄明淨如琥珀者佳

第一次將硫研細用銅鍋熬化麻布濾淨傾水中再烊再傾如此七次

第二次將硫粗末用淨砂鍋以竹籬夾鍋底上蓋豆腐一層鋪硫末一層疊疊鋪好每硫一觔用豆腐一觔入水煮至豆腐黄黑色為度用清水漂淨腐渣再煮再漂共五次

第三次用大蘿蔔挖空將硫末填入蓋好縛定慢火煮至蘿蔔黄黑色糜爛為度清水漂淨再煮共

五次

第四次用鮮紫背浮萍洗淨拌硫末煮至萍爛為

度

第五次用新菉豆淘淨入水拌硫末煮至豆爛為

度清水漂淨

第六次用菖蒲洗淨切碎拌硫末入水煮至爛為

度

第七次用松柏葉切碎洗淨拌硫末入水煮至葉

爛為度清水漂淨

第八次用肥壯猪大腸洗淨將硫研細漂淨裝入腸内兩頭紮緊勿令走漏煮至腸熟爛為度清水泡過夜澄出陰乾

第九次將硫研細入陽城罐内蓋頂鐵絲紮定外以鹽泥封固陰乾先以慢火煅紅次加烈火煅一日一夜寒爐取出研細

第十次每硫淨末一觔用梨汁藕汁各一碗入銅鍋内煮至汁乾為度共製二十四次研為細末蒸餅為丸每服五十丸病重者至百丸

湯引列後

一虛勞白湯或淡薑湯下

一骨蒸潮熱地骨皮湯或丹皮湯或胡黄連五分

煎湯下

一吐血白茅根湯或藕節湯下

一消渴烏梅湯或石膏湯下

一肺脹真蘇子湯下

一中滿陳皮湯或木香湯下

一水腫車前子湯或木通湯下

一休息痢白者臭椿根皮湯赤者雞冠花湯下
一脾泄車前子炒焦煎湯下注下木通湯下
一大便閉芒硝湯下
一小便閉木通湯下
一尿血山梔木通湯下或燈心竹葉湯下
一霍亂藿香湯下
一吐瀉生薑燈心湯下
一尸厥薑湯下
一氣厥真蘇子湯下

一陰症附子湯下

一陰毒黄芪湯下或附子湯下

一目中内障木賊菊花湯下

一心下作痞枳實桔梗湯下

一心胃氣痛延胡湯或酒下

一胃寒水穀不化乾薑麥芽湯下

一兩脇急痛青皮湯下

一腹痛甘草白芍湯下

一臍腹痛麥芽湯下

一膀胱疝氣小茴香橘核湯下

一女人子宮虛冷薑湯下

一赤帶地榆湯下

一白帶樗白皮湯或炒白果煎酒服

一小兒急驚風金銀花湯下

一慢驚風人參湯下

一一切疑難雜症俱用淡薑湯下

保命延壽丹　扁鵲神方

治癱瘓虛勞中風水腫臌脹脾泄久痢久瘧尸厥

兩脇連心而痛夢泄遺精女人血崩帶下童子骨蒸勞熱一切虛羸黃癉黑癉急慢驚風百餘種欲死大病皆能治之此丹一粒勝金液丹十粒久服延年益壽

舶上硫黃　明雄黃　赤石脂

極明硃砂　紫石英　陽起石火煆醋淬三次

右六味各等分研為粗末同入陽城罐內蓋頂鐵絲紮定鹽泥封固厚一寸陰乾掘地作坑埋下一半上露一半烈火煆一日夜寒爐取出研細醋糊

為丸如梧子大每服十丸空心開水送下童男女五丸小兒二三丸

心按此丹藥性比金液丹更峻其功專於鎮水補火妙在補正以袪邪使邪無容留之地故雖峻猛而可久服非若專於攻破雖能去邪亦能傷正之比其主治與金液丹畧同而功力倍勝如金液丹不能取勝者此丹主之

養正丹局方

治上盛下虛氣不升降呼吸不足頭旋氣短心悸

膽怯虛煩狂言盜汗腹痛反胃吐食霍亂轉筋中風涎潮不省人事四肢厥冷唇青脈沉陽虛欲脫功能回陽去邪扶正降攝陰陽既濟水火功難盡述

硫黃　水硍　黑錫鎔淨去渣

硃砂各一兩

右四味將錫化開入硫黃末漸入漸攪為末再入水硍等同擂如硬以火微炙再擂勻放冷退火毒研細至無聲為度加糯米粉糊打和為丸如菉豆

大每下三十丸淡鹽湯送下

黑錫丹 局方

治真元虧損陽氣不固陰氣上冲三焦不和冷氣刺痛腰背沉重男子精冷滑泄婦人帶下清冷及陰症陰毒四肢厥冷不省人事功能退陰回陽墜痰定喘

沉香　附子炮　葫蘆巴酒浸炒

陽起石煅飛　補骨脂　茴香

肉豆蔻煅　川楝子酒浸去皮核　木香各一兩

肉桂五錢　黑錫鎔去渣　硫黃各二兩

右十二味先以黑錫入鐵銚內鎔化入硫黃炒結成砂子地上出火毒研極細餘藥並研細末和勻自朝至暮研至黑光色為度用酒糊為丸如梧子大陰乾用布囊佩帶身邊溫養人氣每服四五十丸空心淡鹽湯或薑湯下婦人艾湯下病重者可服百丸

來復丹

治上盛下虛裏寒外熱清濁混淆伏暑水瀉腹痛

飲食傷脾心腹疼痛胸膈脹悶四肢厥冷傷寒陰症女人血氣刺痛或攻心腹或兒枕作痛及諸鬱結之氣真良方也

太陰玄精石水飛　青皮去穰　陳皮去白各一兩

硝石　硫黄同硝石為末銀石器內慢火炒柳木槌攪火不可太猛以傷藥力　五靈脂酒飛去砂石澄定曬乾二兩

右六味為細末米飲糊為丸如梧子大每服三十丸空心醋湯下

心按黑錫丹治真元下虛寒邪傷腎之症來復丹

治穢濁暑邪傷於三焦清濁不分之症功用不同

震靈丹

治男子真元衰憊上盛下虛頭目眩暈心神恍惚及中風癱瘓手足不遂筋骨拘攣腰膝沉重心腎不足精滑夢遺膀胱疝墜小便淋漓狂躁多盜汗久瀉久痢嘔吐不食並治婦人血氣不足崩漏帶下子宮寒冷不孕等症

禹餘糧醋煆　代赭石醋煆　赤石脂醋煆

紫石英醋煆

右四味共入陽城罐内封固炭火煅透埋地退火毒研細每温酒送下二錢忌食猪血

九製硫黄丸

此丸專補命門真火温養五臟調和血脉壯筋骨倍氣力健脾胃補虚損陽萎泄精久無子息久服反老還童老年耳聾眼花髮白齒落等服之俱見功效功同鹿茸炮製得宜性雖熱而不燥腸滑者能厚能濇津枯者能潤能通故大便虚秘滑泄悉皆主之功效無窮難以盡述陰虚火盛者忌之

倭硫黄一觔須選上品明淨者切勿用土硫黄

第一次將硫爲粗末用淨砂鍋以竹籬夾鍋底上蓋豆腐一層鋪硫末一層疊疊鋪好每硫一觔用豆腐一觔入水煮至豆腐黄黑色爲度用清水漂淨腐渣再煮三次

第二次用大蘿蔔挖空入硫末於内蓋定縛好慢火煮至蘿蔔黄黑色糜爛爲度清水漂淨再煮二次

第三次用紫背浮萍鮮者洗淨拌硫末煮至萍腐

爛為度但萍之根鬚葉最多用清水漂淨或搗取
汁拌煮一硫三萍
第四次用新菉豆淘淨入水拌硫末煮至豆爛為
度清水漂淨硫一豆二
第五次用菖蒲洗淨切小段拌硫末入水煮至爛
為度或取汁拌煮更妙
第六次用松柏葉去小枝各半洗淨切碎拌硫末
入水煮至葉爛為度清水漂淨
第七次用梨藕汁各半拌硫末煮至汁乾為度

第八次用肥壯猪大腸洗淨將硫研細漂淨裝入
大腸兩頭紥緊勿令走漏煮至腸熟爛為度清水
泡過夜澄出陰乾

第九次用

熟地二兩　全當歸　天冬
麥冬各一兩　川芎　陳皮
枸杞　杜仲　茯苓
炙草　前胡　防風
澤瀉　蛇床子　五加皮各五錢

每硫一觔用藥一料多則照加用清水濃煎將硫末投入煎至汁乾取起陰乾用糯米粥拌搗爲丸如菉豆大陰乾磁瓶收貯每早空心淡鹽湯送下第一月服三分第二月服四分第三月服六分第四月服八分第五月服一錢每月加至二錢爲度忌一切畜牲血及細辛

心按凡大病須用大藥治之硫黄禀天地純陽之氣而生氣味酸醎其性大熱有毒故須製法精良以去其毒凡人身之精血虛者則用血肉有情之

品以補之而脾胃虛者則用草木上品參芪之類以調之蓋五穀為養人之本得天地中和之氣人之脾胃居於中州亦為人身冲和之氣故五穀最能補中參芪乃草木之上品所以補五穀之不逮也惟先天之元陽既屬無形是無物可補必以感天地純陽之氣所生之硫黃而補之亦同類相感之義也本草云産硫之山其近處必有温泉是感天地純陽之精氣故能補命門之真火且萬物以單用則力大而功專故金液丹為治陰寒凝結之

聖品九製硫黄丸爲治命門火衰之神丹其功效又非别藥所能比也

玉霜圓　局方

治真氣虚憊下焦傷竭臍腹弦急腰脚疼痛精神困倦面色枯槁或亡血盗汗遺瀝失精二便滑數肌消陽痿久服續骨聯筋秘精堅髓安魂定魄輕身壯陽

白龍骨一觔細搗羅研水飛三次曬乾用黑豆一斗蒸一伏時以夾袋盛曬乾

牡蠣火煅成粉　紫稍花如無以木賊代之各三兩

牛膝酒浸炙乾 磁石煅醋淬七次 巴戟肉穿心者

澤瀉酒浸一宿炙 石斛炙 硃砂研飛

肉蓯蓉去皮酒浸一宿炙乾各二兩 茴香

肉桂去皮各一兩 韭子微炒五兩 兎絲子酒浸一伏時蒸杵為末

鹿茸五錢酒浸一伏時慢火炙脆

天雄十兩酒浸七日掘一地坑以炭燒赤速去火令淨以醋二觔沃於坑候乾乘熱便投天雄在內以盆合土擁之經宿取出去皮淨

右十六味為細末酒蜜各半和丸如桐子大每服三十丸空心晚食前溫酒下

徐洄溪云此藥濇精納氣腎中陽虚者最宜亦丹藥也

二氣丹局方

治内虚裏寒胸腹滿痛泄利無度嘔吐自汗小便不禁陽氣漸微手足厥冷及傷寒陰症霍亂轉筋久下冷痢少氣羸困一切虚寒痼冷之症

肉桂　倭硫黄細研各二錢五分　乾薑炮　硃砂另研為衣各二錢　黑附子製五錢

右五味為細末麪糊為丸如梧子大每服三十丸

艾湯或淡鹽湯下

徐洞溪云此治下焦無陽積寒犯腎之症

心按此丹功用與前保命延壽丹相近而各有所

主也

玉真圓

治腎厥頭痛四肢逆冷

硝石 倭硫黄同硝石為末銀石器内同炒黄色

半夏湯泡七次 石膏生各等分

右四味研細末薑汁和神麴糊為丸如梧子大每

服二三十丸食後薑湯下虛寒甚者加鍾乳粉
心按此清上温下石藥利竅之方也右七方皆從
金液丹化裁而出主治各有不同配合各有精義
醫者必先明其義而後用之各盡其妙方知丹藥
有起死回生之神功

半硫圓　局方

治胃虛心腹脹滿嘔吐痰涎頭目旋暈困倦不食
或大便滑泄水穀不化小兒面目浮腫小便赤淋
老人大便虛秘冷秘及一切痃癖冷氣

倭硫黃（煅醋淬） 生薑 半夏（薑礬牙皂煎水炒）各等分

右三味為細末用生薑汁調蒸餅糊為丸杵數百下丸如梧子大每服十五丸至二十丸空心無灰酒或薑湯下婦人醋湯下

心按脾胃虛寒飲食生冷傷脾以致中焦不和水穀不化二便不調之症也

草神丹 扁鵲神方

此丹大補脾腎治陰毒傷寒陰疽痔漏水腫臌脹

中風半身不遂脾泄暴注久痢黄黑癉勞熱欬嗽咯血兩脇連心痛胸膈痞悶脇中如流水聲童子骨蒸小兒急慢驚風痘疹黑陷氣厥卒仆目中内障吞酸氣逆痞積血塊大小便不禁奔豚疝氣附骨疽兩足無力虚汗不止男子遺精砂石淋溺血婦人血崩血淋暑月傷食腹痛嘔吐痰涎一切疑難大病此丹為之主帥取效最速誠不誣也

川附子製五兩　吳茱萸泡淡二兩　桂心二兩

辰砂飛淨五錢　麝香二錢另研　琥珀五錢用柏子仁

煑過另研

右六味先各味别研為極細末復合研令極勻蒸餅為丸如梧子大每服五十丸米飲下小兒十丸

霹靂散

治陽虛中寒腹痛吐瀉轉筋肢冷汗淋舌白潤而不渴脈微欲絶者

附子濃甘草湯煎去毒 吴茱萸泡去第一次汁鹽水微炒各三兩

絲瓜絡燒酒洗五兩 木瓜絡石藤七錢煎汁炒乾一兩五錢

丁香蒸曬一兩 陳伏龍肝二兩燒酒一小盃收乾

右六味共為極細末分作十丸外以醋半盃酒一盞鹽一錢五分藕肉一兩五錢煎滚瓦上炙存性研末每病止須用半服每服加三釐人參湯下

按確係寒證此散固佳若未辨陰陽而用熱藥以為外治其害尚小内服之藥極宜審慎勿輕試之

華澄茄散　扁鵲神方

治脾胃虚满寒氣上攻於心心腹刺痛兩脇作脹頭昏四肢困倦吐逆發熱泄瀉飽悶等症

華澄茄　高良薑　桂心

丁香　厚樸薑汁炒　桔梗

陳皮　三稜泡醋炒　甘草炒各一兩五錢

香附醋炒三兩

右十味為末每服四錢加薑三片水一鍾煎七分和渣服

二聖丹扁鵲神方

治脾胃虛寒嘔吐不食亦治翻胃隔食吐痰神效

硫黃　水銀各五兩

右二味共研末同炒結成砂子再研細蒸餅為丸

如梧子大每服二錢小兒八分薑湯下

八仙丸 扁鵲神方

治脾胃久冷大便泄瀉腸中疠痛米穀不化飲食不進等症

附子炮 高良薑 蓽撥

砂仁 肉豆蔻各一兩 生薑三兩

厚樸四兩薑汁炒

右七味為末醋糊丸如梧子大每服五十丸米飲下

三因白散

治肝腎中風涎潮壅塞不語嘔吐痰沫頭目眩暈兼治陰症傷寒六脈沉伏及霍亂吐瀉小便淋滴不通

大附子去皮臍生用五錢　滑石桂府者五錢　製半夏七錢五分

右三味為末每服二錢水二盞薑七片蜜半匙煎至七分空心冷服

按此方甚超但不明言其所以然且引兼治陰症傷寒霍亂吐瀉等證為言轉覺泛而不精矣蓋此

即濁陰上逆之證緣肝腎之氣厥逆而上是以涎即壅塞舌瘖不語痰沫吞咯難出頭目重眩故非附子不能驅逐濁陰然濁陰走下竅者也濁陰既上逆其下竅必不通故用滑石之重引濁陰仍順走前陰之竅亦因附子雄入之勢而利導之也更慮濁陰遇胸中之溼痰兩相留戀再加半夏以開其痰庶涎沫與濁陰俱下方中具有如此之妙義而不明言以教後人殊可惜也

回陽膏

治寒霍亂轉筋四肢厥冷脈伏吐瀉舌胎白滑或灰滑不渴者用之並治一切陰症腹中寒凝積滯俱效

生香附或用吳茱萸亦可一兩八錢　母丁香一兩二錢

肉桂心八錢　倭硫黃五錢　當門子四錢

右五味共研極細磁餅窑妝每用二三分納臍中以膏藥蓋之一周時即愈孕婦忌貼

按霍亂轉筋既有寒暑之分亦有寒暑雜感而成者更有暑伏於裏寒束於外者宜細審之

二氣丹

治伏暑傷冷二氣交錯中脘痞結或瀉或吐

硝石　硫黄等分

右二味為細末銀石器内炒黄色再研細糯米糊丸梧子大每服五七丸新汲井花水下不應更服

靈砂丹局方

治上盛下虚痰涎壅盛最能鎮墜虚火升降陰陽和五臟助真元

水銀四兩　硫黄一兩

右二味新銚内炒成砂子入水火鼎煆煉為末糯米糊丸如麻子大每服三丸空心棗湯米湯井花水人參湯任下量病輕重可增至六七丸忌豬羊血菉豆粉冷之物

此方與前二聖丹藥味製法俱同而分量不同故主治亦異蓋二聖丹以硫黃與水銀等分故主中焦脾胃之病此方水銀四倍於硫黃故主鎮墜下焦而用藥之分量配合其可忽乎

又法入陽城罐内赤石脂封口鹽泥固濟三足鐵

釘打火盞内置水勿冷乾候三炷香為度

半夏麻黄丸

心下悸者此主之

半夏　麻黄各等分

右二味共為細末煉蜜為丸如小豆大飲服三丸日三此治飲在心下者

清心丸

治心經蘊熱神昏驚悸不甯

黄連三錢　黄芩二錢　西牛黄五分

鬱金一錢五分

右四味共為細末猪心血為丸如黍米大硃砂為衣燈心湯下三歲兒服三十丸大人五六十丸

羌活附子散

治胃冷呃逆不止

附子　羌活　茴香各五錢

乾薑二錢　木香一錢

右五味杵為散每服二錢入鹽一字水煎微温服

三黄丸

治諸實熱不解

大黃酒浸　黃連酒煑　黃芩酒炒各等分

右三味共為細末煉蜜為丸如梧子大每服五十丸空心百沸湯下

柴胡清肝散

治怒火衝激憎寒發熱或肝膽風熱瘡瘍口臭等症

柴胡三錢　黃芩　人參

甘草炙各一錢　山梔　川芎

連　翹　桔　梗各一錢五分

右八味杵為散每服三四錢水一盞煎八分食遠服

推氣散

治右脇疼脹不食

片子薑黃皮極細者真　枳　殼　肉　桂勿見火各五錢

甘　草炙二錢

右四味杵為散每服二三錢加薑棗水煎去滓温服

雄朱散

治因死喪驚憂悲哀煩惱感尸氣而成諸疾變動不已似冷似熱風氣觸之則發

雄黃　硃砂　桔梗炒

羌活　當歸　升麻

川烏　龍齒　犀角

赤藥　鬼箭炒　白殭蠶炒

川芎　南星炮　山梔子

陳皮　木香　白朮

虎頭骨醋炙　紫蘇子炒　莽草

枳殼　黄芩以上各等分　檳榔二錢

麻黄五錢　蜈蚣二條酒炙　乾全蝎一枚炙

右二十七味杵為散每服二錢温酒調下日三服

鐵笛丸

治三焦有熱肺火上炎喉嚨不清聲音不爽口燥咽乾陰虛勞熱水火不得升降津液難以滋潤等症

蘇薄荷　連翹　桔梗

訶子肉　生甘草各二兩五錢　百藥煎二兩

砂仁　製大黃各一兩　川芎一兩五錢

右九味共為細末用雞子清糊丸每重一錢不拘時口中噙化忌酒酪發物

清心圓

治經絡有熱夢漏心忪恍惚鬲熱

好黃蘗皮一兩

右為細末用生腦子一錢同研勻煉蜜為圓如梧子大每服十圓至十五圓濃煎麥門冬湯下大智

禪師方云夢遺不可全作虛冷亦有經絡熱而得

之也

辰砂遠志丸

主安神鎮心治驚悸消風痰止眩暈

石菖蒲　遠志　人參

茯神　川芎　山芋

鐵粉　麥門冬　天麻

白花蛇　天南星切薄片薑汁浸一宿　麻黄各五錢

乾蝎　硃砂各一分留少許作衣

右十一味共爲細末研入腦麝少許同研極勻煉蜜杵丸如龍眼大每服一粒金銀花薄荷湯化下溫酒亦得

遠志圓

治因驚後言語顛錯不能服溫藥者宜之

遠志　硃砂入麝香少許同研　南星

白附子　白茯苓　酸棗仁

人參各五錢　金箔五頁

右八味共爲細末煉蜜爲丸如梧子大硃砂爲衣

每服三十丸薄荷湯下食後臨卧服

甯志膏

治心神恍惚神志不甯驚悸怔忡等症

人參 酸棗仁各一兩 辰砂水飛五錢

乳香一分

右四味共爲細末煉蜜和杵爲丸如彈子大每服

一丸薄荷湯化下

一婦緣兵火失心製此方與之服二十丸愈親識

多傳去服之皆驗

補膽茯神散

治膽虛冷目眩頭疼心神恐畏不能獨處胸中滿悶

茯神一兩　遠志　防風

細辛　白朮　前胡

人參　桂心　熟地黃

甘菊花各三分　枳殼五錢

右十一味共杵爲散每服三錢水一盞生薑三片同煎至六分温服不拘老幼皆宜服

人參散

治膽虚常多畏恐不能獨卧如人將捕之狀頭目不利

人參　枳殼　五味子

桂心　枸杞子　山茱萸

甘菊花　茯神各三分　柏子仁

乾熟地黄各一兩

右十味杵為散每服二錢空心温酒調服

鼈甲圓

治膽虛不得眠四肢無力

鼈甲　酸棗仁　羌活

黄芪　牛膝　人參

五味子各等分

右七味共爲細末煉蜜杵丸如梧子大每服三四十丸温酒下空心服

天門冬散

治肺壅腦熱鼻乾大便秘濇

天門冬去心　桑白皮　升麻

大黃　枳殼麥炒　甘草各八分

荊芥一錢

右七味杵為散水二盞煎八分食後溫服

按此方藥味較前少減然用升麻且升且降以散上焦之熱

洗心散

治心經積熱痰盛口舌生瘡不大小便

麻黃連節　白朮生用　芍藥

荊芥各一兩　當歸　甘草炙各二兩

大黄酒拌麹重煨三兩

右七味杵為散每服三四錢生薑三片薄荷七葉水煎去滓温服或茶清調服三錢日再服

又方無白朮芍藥荊芥甘草多生地黄二兩黄連木香各五錢

地黄圓千金

治心熱

川黄連四兩為粗末　生地黄半觔研取汁連滓二味拌匀曬乾

右二味共為細末煉蜜為圓如梧子大每服三十

圓食後麥門冬湯下

通鬲圓

治上焦虛熱肺脘咽鬲有氣如烟搶上

黄連　茯苓　人參各三兩

硃砂一分　真腦子少許

右五味共為細末研匀煉蜜為圓如梧子大温湯下三五丸日二三服

門冬圓

治心經有熱

麥門冬一兩　川黄連五錢

右二味共為細末煉蜜為圓如梧子大食後白湯下二三十圓

鼈甲圓

治勞嗽虚症及鼻流清涕耳作蟬鳴眼見黑花一切虚症丈夫婦人皆可服

五味子二兩　鼈甲　地骨皮各三兩

右三味共為細末煉蜜為圓如梧子大空心食前温酒或鹽湯任意服三五十圓婦人醋湯下

此方乃曲江人家秘方服效者衆且處方有理

七珍散

開胃養氣進食

人參　白朮　黄芪蜜水塗炙

山芋　白茯苓　粟米微炒

甘草各一兩

右七味杵為散每服二錢水一盞薑棗同煎至七分食前服如故不思飲食加白扁豆一兩蒸用名

八珍散

壯本丹

凡腎虛腰痛久則寒邪深入此丸壯筋骨添精髓助元陽利二便養丹田功力甚大

肉蓯蓉酒洗焙乾　杜仲酒炒　巴戟酒浸去皮

青鹽炒各五錢　胡桃　破故紙鹽水炒

小茴香炒各一錢

右七味共爲細末用猪腰子一對剖開去白膜填藥末在内用線紥住外以麪裹煨熟去麪研細每服一枚温酒下

濬血丸

治肥人多年內傷血畜於胃雜於痰涎諸藥不效者

人參　白朮生　赤茯苓各一兩

甘草炙四錢　半夏麯七錢五分　牡丹皮

浮石煅各五錢　當歸身四錢　穿山甲

桃仁乾漆拌炒去漆　官桂各三錢病在脇下用官桂在少腹用肉桂

右十一味共為細末紅麴糊為丸如梧子大温酒下三錢瘦人去半夏浮石加生地黃蓬朮蜜丸服

之

犀角紫河車丸

治傳尸勞三月必平復其餘勞症即消數服神效

紫河車一具米泔洗淨焙乾　鼈甲酥炙　桔梗

胡黄連　白芍　敗鼓皮心醋炙

大黄　貝母　龍膽草

黄藥子　知母各二錢五分　芒硝

犀角鎊　硃砂各二錢研

右十四味共為細末蜜丸如桐子大硃砂為衣空

心温酒服二十丸如膈熱食後服重病不過一料

五香散千金

治嶺南毒氣惡核射工中人暴腫生瘡

甲香即田螺厴　薰陸香　丁香

沉香　青木香　黃連

黃芩各四錢　黃蘗六錢　犀角

羚羊角　鼈甲　牡蠣

升麻　甘草　烏翣各四錢

吳茱萸二錢

右十六味治下篩水服方寸匕日二并以水和少許洗之仍以雞子白和散塗瘡上乾即易之

薏苡附子敗醬散金匱

治腸癰初起

薏苡仁一兩　附子二錢　敗醬五錢

右三味杵爲散取方寸匕水煎頓服之小便當利

排膿散金匱

治内癰膿從便出

桔梗　枳實　芍藥各等分

右三味杵爲散取雞子黄一枚以藥與雞子黄相等揉和飲服之

神香散景岳

治霍亂因於寒溼凝滯氣道者

丁香　白豆蔻各七粒

右二味研末清湯下小腹痛者加砂仁七粒

按王晉三云此方治寒溼痧脹有神功與益元散治溼熱痧脹可謂鍼鋒相對

青金丹

治霍亂吐瀉不止及轉筋諸藥不效者一粒可治一人

硫黄研一兩　水銀八錢

右二味銚子内炒柳木篦子不住手攪匀更以柳枝蘸冷醋頻頻灑候如鐵色法如青金塊方成刮下再研如粉留少半為散餘以粽子尖三箇醋約半盞研稀稠得所成膏和圓如雞頭子大硃砂為衣每服一圓煎丁香湯磨化下熱服如服散丁香湯調下一錢傷寒陰陽乘伏用龍腦冷水磨下日

二三服

乳香定痛散

治跌撲傷筋

乳香去油　沒藥去油各一兩五錢　川芎

白芷　赤芍　丹皮

生地黃各三錢五分

右七味杵爲散每服四錢醋酒和童便調日再服

大便秘加酒大黃筋傷用生牛膝五錢酒浸搗絞

取汁冲服

自然銅散

治跌撲骨斷

自然銅相通紅醋淬七次成澄土上月餘用　乳香去油

沒藥去油　當歸身　羌活各等分

右五味杵為散每服二錢醋酒調日再服骨傷用

骨碎補五錢酒浸搗絞取汁冲服

紫金丹

治金瘡出血不止敷此無瘢痕

琥珀屑　降真香末　血竭各等分

右三味共為極細末敷傷處

當歸導氣散

治跌撲瘀血內壅喘急便秘

大黄一兩酒浸　當歸三錢　麝香三分

右三味杵為散每服二錢熱酒調日三夜一服

陀僧散

治腋臭鵄臭陰汗不能與人同行者

白礬　蜜陀僧　黄丹各一錢五分

麝香五分

右四味共乳如灰塵以醋在手心内調藥擦腋下

經宿兩時辰許再以香白芷煎湯洗之一日用一

次

青囊集要卷二目録

通治方三

大活絡丹

蘇合香丸

靈寶如意丹

許真君如意丹

秘授萬靈一粒九轉還丹

黍米寸金丹

太乙追命丸

永禪室藏板

回生奪命神丹
奪命無憂散
太乙玉樞丹
太乙紫金丹
牛黄清心丸
清心牛黄丸
安宫牛黄丸
至寶丹
紫雪丹

又方
飛龍奪命丹
清原丹
蟾酥丸
立效丹
速效丹
救生丹
立生丹
神效痧藥

萬應神麴

香蘇散

芎蘇散

天中茶

甘露茶

潑火散

大順散

香薷丸

酒煑黃連丸

銀液丹

當歸龍薈丸

青金錠

青州白丸

青果膏

大黃䗪蟲丸

牛黃膏

失笑散

雷擊散

青囊集要　卷之五

玉真散

青囊集要卷二

南海普陀山僧　心禪　輯

傳徒僧　大智　大延　仝校

門人　王學聖

通治方三

大活絡丹　聖濟

治一切中風癱瘓痿痺痰厥拘攣疼痛癰疽流注跌撲損傷小兒驚癇婦人停經

白花蛇酒浸　草烏　首烏黑豆水浸

貫衆　烏梢蛇酒浸去骨　天麻煨

龜版炙　甘草炙　威靈仙酒浸

全蝎去毒　麻黄　羌活

兩頭尖酒浸　官桂　藿香

烏藥　黄連　熟地

大黄蒸　木香　沉香以上各二兩

細辛　赤芍　沒藥去油另研

乳香去油另研　丁香　殭蠶炒

天南星薑製　骨碎補　青皮
白蔻　安息香酒熬　製附子
黄芩蒸　茯苓　香附酒浸焙
元參　白朮以上各一兩　防風二兩五錢
葛根　虎脛骨炙　當歸各一兩五錢
血竭七錢另研　地龍炙　麝香另研
犀角　松脂各五錢　牛黄另研
片腦另研各一錢五分　人參三兩
右五十味爲細末煉蜜爲丸如桂圓核大金箔爲

衣蠟殼封固每服一丸熱陳酒化開送下孕婦忌
用
徐洄溪云頑痰惡風熱毒瘀血入於經絡非此方
不能透達凡治肢體大症必備之藥也

蘇合香圓局方
治傳尸殗殜心腹卒痛僵死不省一切氣閉暴厥
之屬寒症者
蘇合香另研色白者佳　薰陸香另研　龍腦香
水安息香酒熬化飛去砂土各二兩　麝香另研勿見火

丁香各一兩　青木香　白朮土炒
沉香　香附炒　烏犀角剉另研極細
右十一味為細末逐一配勻加煉蜜為丸分作五十丸另以硃砂一兩為衣蠟殼封固用井花水或薑湯或溫酒化下每服一丸小兒半丸孕婦忌服
原方有白檀香蓽撥訶藜勒三味因太濇燥張石頑去之今照張氏又云方中取諸香以開寒閉僅用犀角一味為寒因寒用之嚮導與牛黃丸之用桂心一也

李士材云牛黃圓蘇合香圓皆中風門中奪門之將而功用迥異熱阻關竅用牛黃圓以開之寒阻關竅用蘇合香圓以開之若夫口開手撒眼合聲鼾自汗遺尿等虛脫之症當急用參附以峻補回陽者悞用此二方有速死之道也

靈寶如意丹

此方係京都東華門外青囊秘傳皮贊公祖授良方能治百病證治湯引列后

人參一錢　辰砂飛淨　真血竭飛淨

明天麻_{煨各}三錢　硼　砂　巴豆霜_{各二}錢
杜蟾酥　真麝香　人乳粉
梅氷片_{各八}分　西牛黄_{五分}　明雄黄_{二錢}
右十一味爲極細末以蟾酥用燒酒化開入諸藥和搗極匀丸如粟米大硃砂爲衣曬燥忌火烘磁瓶盛貯以蠟封口不可泄氣大人每服六七丸小兒二三丸孕婦忌服
一傷寒三四日無論傳經及風寒欬嗽用薑葱湯下暖蓋取汗

一癰疽疔瘡惡毒初起用葱白二寸薑三片酒煎熱服
一癰毒腫爛用津液研化二丸塗腫處更用溫酒服五丸
一疔瘡走黄用銀鍼挑破疔頭用藥二丸入内膏藥蓋之更用好酒服五丸其腫自消
一楊梅瘡初起用葱白三寸薑三片酒煎熱服五丸取汗次日再用白湯下五丸七日全愈
一諸瘡潰爛用生黄芪金銀花煎湯下五丸

一痿疾草果檳榔湯下
一心胃寒痛淡薑湯下
一瘟疫疹發不出酒煎薑葱下
一兩脇脹痛小茴香湯下
一惡心嘈雜砂仁湯下
一噎嗝咽痛胸膈脹痛桔梗柿蒂湯下
一心胃蟲痛檳榔湯下
一九種心痛艾酒醋湯下
一口眼喎斜手足麻木生薑桂枝湯下

一足膝疼痛牛膝桑寄生湯下

一饑飽傷中沙參湯下

一神志昏亂石菖蒲湯下

一牙痛良薑湯下并放一粒於患處可以止痛

一水臌葶藶子湯下

一氣臌木香柿蒂湯下

一疝氣偏墜疼痛小茴香湯下

一腮腫頷痛噙化一丸

一大小便不通生白蜜湯下

一尿血車前子湯下
一淋濁葱鬚湯下
一癲癇風痰薑湯下
一夢魘鬼迷桃仁湯下
一寒熱初發白糖湯下
一霍亂轉筋木瓜湯下
一孕婦過月不產自落高粱花湯下
一子死腹中白芥子湯下
一產後腹脹厚樸湯下

一婦人經閉紅花桃仁湯下

一産後妄見鬼神荆芥當歸湯下

一跌撲下墜不省人事陳酒和童便下

一火燒湯泡用冷茶服七丸火毒不致内攻

一小兒有積若在周歲以内化一丸於乳上治乳
食積風寒驚啼皆效

一小兒痘疹炒麥芽湯下

一中酒毒陳皮湯下

一中風癱瘓不語痰涎神昏薑湯下

一噤口痢石蓮子打碎煎湯下
一痢疾腹痛黄連木香湯下白痢呉茱萸湯下赤
痢紅花湯下
一泄瀉車前子湯下
一陰寒腹痛川椒湯下
一蝎螫蛇蟲咬傷酒下并塗患處
一其餘一切不明雜症俱用白湯下
許真君如意丹
此丹通治一切雜病俱極神效每用三五七丸照

永禪室藏板

後湯引送下

川烏炮去皮　厚樸薑汁製　黃連

木香　茯苓　附子炮去皮

牙皂　桔梗　巴豆霜

全當歸　紫菀　石菖蒲

西黨參　乾薑炒　川椒炒

桂心　吳茱萸泡　柴胡

檳榔各一兩

右十九味共為細末於端午日或天醫良辰在靜

室中不聞雞犬處誠修合用神麴糊丸如梧子大

一瘟疫熱病井水下

一十種水病茯苓湯下

一陰症傷寒薑湯下

一鬼迷邪祟山嵐瘴氣不服水土癲狂等症棗湯下

一悞中毒藥消渴泄瀉痢疾大小便閉酒毒下血喉閉腮腫癰疽疔瘡瘰癧癭瘤丹毒等症俱用温酒下

一痢疾白痢腹脹甘草湯下赤痢黄連湯下

一翻胃隔食華澄茄湯下

一瘧疾桃枝湯下

一黄癉茵陳湯下

一五淋燈草湯下

一蟲積史君子湯下

一腸風臟毒陳米湯下

一疝氣腫痛茴香湯下

一痔瘡淡礬湯下

一傷寒傷風陰陽毒薄荷湯下

一中風癱瘓偏正頭風大麻風荆芥湯下

一膈氣食積心腹膨脹心胃氣痛欬嗽氣喘生薑湯下

一積聚痞塊吴茱萸湯下

秘授萬靈一粒九轉還丹 臨濟超字輩寶聚和尚

治一切危急等症

真鴉片三兩冬研夏燉　看鴉片真偽法真者成塊視之如鴉毛片之色研開如黃泥嗅之如青草味而帯香嚼之味苦如黃連此為真者偽者亦成塊緑色或黑色研開亦黑色而並不香雖賤無用也

西牛黃　真麝香各一錢二分　百草霜九錢

右四味為細末研勻先將白米飯二兩四錢研如糊再下前四味再研勻為丸每丸重三釐硃砂為衣入大封筒內封固放在翻轉脚爐蓋內將包紮好草紙蓋好微微火烘三炷香搖動爐蓋三次三三見九名曰九轉還丹香完移過爐蓋待冷拆封裝入磁瓶聽用

凡用此丹大人每服一丸小兒八九歲一丸作二次服四五六七歲一丸作三次服三歲以內一丸

作四次服無論大人小兒倘誤多服以濃茶飲之即解孕婦忌服修合時務必三日前齋戒忌婦人雞犬見聞

一傷寒頭痛發熱生薑葱白湯下

一赤帶滑石甘草湯下

一傷風無汗惡寒麻黄桂枝湯下

一陰證身冷自汗乾薑肉桂湯下

一中風口眼歪斜天麻膽星湯下

一小兒急慢驚風薄荷湯下

一產後瘀血作痛桃仁紅花山查湯下

一婦女經水不調香附艾葉湯下

一偏正頭風羌活白芷湯下

一霍亂吐瀉藿香木瓜生薑湯下

一痰結頭痛甘菊天麻湯下

一噤口痢人參升麻黃連石蓮子湯下

一赤痢黃連湯下

一白痢木香湯下

一赤白痢黃連木香湯下

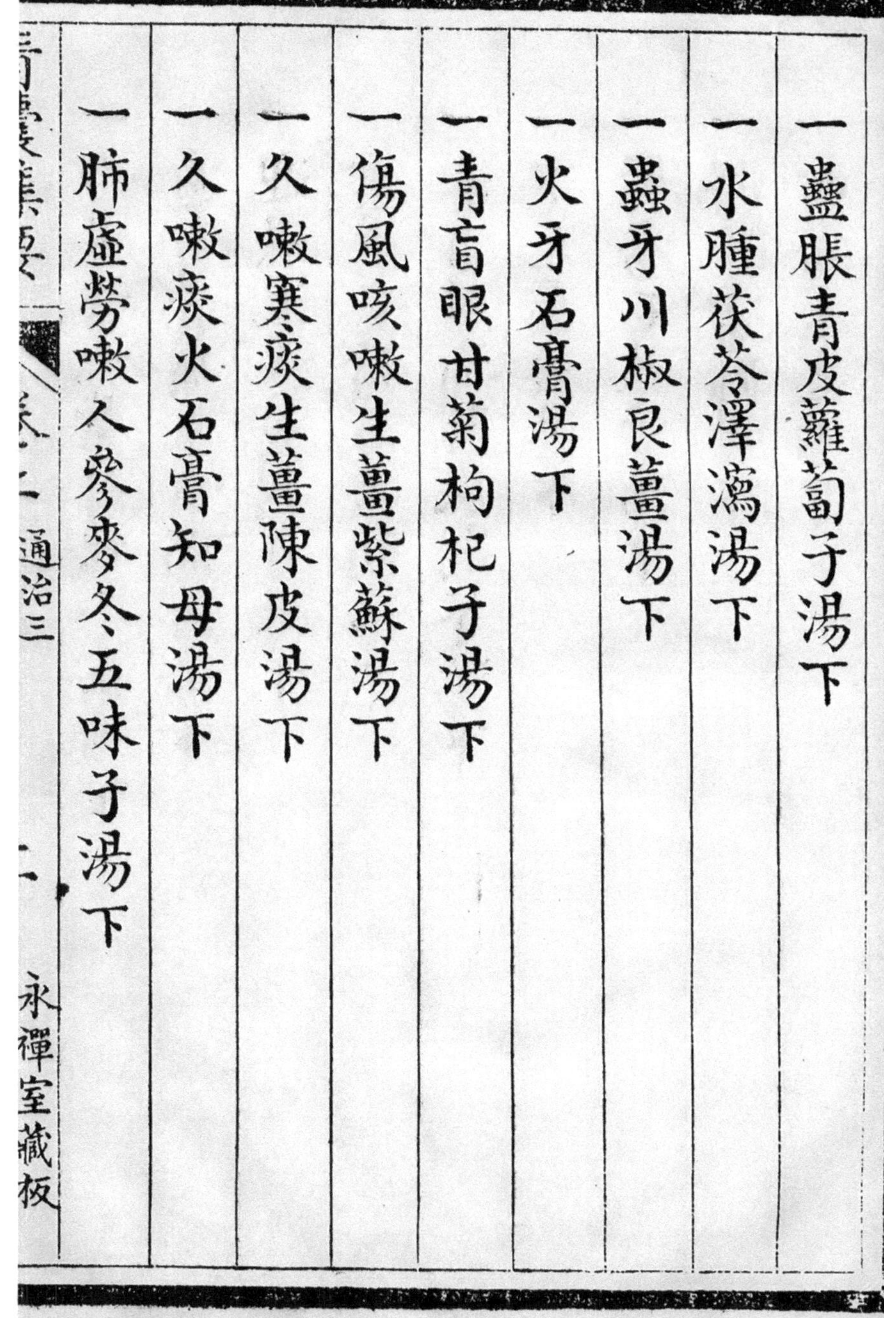

一蠱脹青皮蘿蔔子湯下

一水腫茯苓澤瀉湯下

一蟲牙川椒良薑湯下

一火牙石膏湯下

一青盲眼甘菊枸杞子湯下

一傷風咳嗽生薑紫蘇湯下

一久嗽寒痰生薑陳皮湯下

一久嗽痰火石膏知母湯下

一肺虛勞嗽人參麥冬五味子湯下

一冷風哮喘紫蘇款冬花湯下

一遍身骨痛羌活獨活湯下

一迎風流淚蔓荊子湯下

一雲翳遮睛石决明湯下

一赤目腫痛防風荊芥湯下

一下元虛鹽湯下

一腎癆石燕子湯下

一脾癆當歸湯下

一心癆遠志湯下

一損瘀乳香湯下
一氣瘀木香湯下
一肥衣不下童便和酒下
一跌打損傷紅花湯下
一初起瘩塊山查湯下
一左半身不遂用桂枝羗活獨活全當歸紅花湯下
一右半身不遂用附子當歸赤芍紅花湯下
一下部腫痛牛膝苡仁木瓜湯下

一肚痛砂仁木香湯下

一心痛良薑砂仁湯下

一鬱痛山梔貝母湯下

一疝痛茴香川椒吳茱萸橘核湯下

一脇痛乳香湯下

一咽喉腫痛桔梗甘草牛蒡子湯下

一眼目昏花熟地當歸湯下

一血貫瞳神元參赤芍湯下

一閃腰挫氣蘇木紅花湯下

一小便不通滑石甘草湯下
一吐血鼻血芍藥山梔犀角牡丹皮湯下
一泄瀉米飲湯下
一胬肉侵睛密蒙花湯下
一瘧疾桃楊柳枝各三錢煎湯下
一脱肛人參升麻湯下
一腸風下血槐花炒黑棕櫚煆灰煎湯下
一因寒翻胃丁香乾薑湯下
一因熱翻胃竹茹木瓜湯下

一眼生星障木賊草决明子湯下

一風眼防風荊芥蔓荊子湯下

一火眼黄連枳殼湯下

一砂淋白帶茯苓半夏生薑湯下

一血山崩漏阿膠續斷湯下

一血枯經閉四物湯下

一大痲瘋麻黄威靈仙防風苦參湯下夏月加黄
連

一楊梅瘡黄連甘草山梔湯下

一楊梅結毒土茯苓湯下
一遍身生瘡金銀花苦參湯下
一無名腫毒貝母連翹銀花湯下
一癰疽未潰皂角刺穿山甲湯下
一瘰核初起貝母生薑湯下
一魚口便毒大黄湯下
一溼瘰流注貝母湯下
一緊急疔瘡菊花根取汁和酒下
一鶴膝瘋牛膝威靈仙湯下

一倉卒不及備引者俱白湯下

黍米寸金丹

此方乃異人所傳常有暴中急症忽然卒倒者撬開牙關研灌三丸其人即活又能治發背癰疽遍身壅腫附骨癰疽等症凡初起憎寒壯熱四肢倦怠沉重者不分表裏老幼輕重並宜服之

乳香　沒藥各一錢　狗膽一箇乾者

鯉魚膽三箇陰乾　硇砂二錢　蟾酥二錢

狗寶一錢　麝香五分　白丁香四十九箇

蜈蚣全者七條酥炙　黄蠟三錢　烏金石一錢
頭胎男乳一合　輕粉一錢　雄黄一錢
水銀煉粉霜白色者三錢

右十六味爲細末，除黄蠟、乳汁二味熬成膏，子同藥和丸如菉豆大，小兒用一丸，大人三丸，重者五丸。冷病用葱湯，熱病用新汲水送下，衣被密蓋，勿令透風，汗出爲度，諸病如失。

太乙追命丸千金

治一切百病，中惡，心腹脹滿，不得喘息，心腹積聚

臚脹疝瘕宿食不消吐逆嘔噦寒熱瘰癧蠱毒婦人產後餘病

蜈蚣一條　丹砂　附子

礬石　雄黃　藜蘆

鬼臼各一分　巴豆二分

右八味蜜丸如麻子大每服二丸日一陰毒傷寒遍身疼痛爪甲青黑服一丸當汗出綿裹兩丸塞兩耳中下痢服一丸下部塞一丸蠱毒服二丸在外膏和摩病上在膈上吐下利有瘡以一丸塗之

毒自出產後餘疾服一丸耳聾綿裹塞耳中

回生奪命神丹

此方能治三十六瘋十四癩有起死回生之妙

羌活　白蒺藜　藁本

天南星　防風　川續斷

蒼朮　五加皮　獨活

海風藤　白芷　大腹皮

烏藥　仙靈脾　防已

皂角刺　川烏　明天麻

桔梗　北細辛　柴胡

蔓荊子　黄芩　川萆薢

薄荷　甘松　白芍

大黄各三兩　紅花　元參各七兩

草烏四兩　苦參二觔

右三十二味用陰陽水各一大桶浸春五夏三秋七冬九日煎百沸去渣加煉蜜一觔煎成膏如漆每服三錢白湯化服

奪命無憂散

治纏喉風咽喉疼痛痰涎壅盛口舌生瘡心腹脹滿脾積癥塊小兒奶癖誤吞骨屑鯁塞不下以及諸般藥毒熱盛喉閉涎滿氣急悶亂不省人事並效

寒水石煅三兩　玄參　黄連
貫衆　山荳根　荆芥
甘草　硼砂　滑石
砂仁　白茯苓各五錢

右十一味共為細末每用一錢乾摻舌上後以新

汲水嚥下不拘時服

太乙玉樞丹 一名紫金錠又名解毒萬病丹

此丹能治百病諸痧霍亂疫癘障氣喉風五絕尸疰鬼胎驚忤癲狂百般惡症及諸中毒癰疽疔瘡水土不服黃癉臌脹蛇犬毒蟲咬傷內服外敷功難盡述真神方也凡居家遠出不可不備

山慈姑 去皮洗極淨　五棓子 洗刮焙各二兩　麝香 三錢

紅芽大戟 去蘆洗焙一兩五錢　千金子霜 白者研去油淨一兩

右五味共研細末擇天月德吉日或端午七夕預

先齋戒虔誠修合用糯米濃湯和匀入木臼内杵千下作錠每重一錢磁瓶收貯勿令泄氣病重者可連服數錠或吐或瀉為度二三次可食温粥止之各症引藥列後

一癰疽發背楊梅疔瘡一切惡症風疹赤遊痔瘡並用温水或酒磨日塗數次立消

一男婦傷寒狂亂陰症瘟瘦喉痺喉風並用冷水入薄荷汁數匙化下

一一切心胃氣痛用酒化下

一泄瀉痢疾霍亂絞腸痧用薄荷湯下
一中風中氣口眼歪斜五般癲癇五邪鬼胎筋攣骨疼並用温酒化下
一自縊或溺水但心口温者用冷水磨灌之
一傳尸勞瘵涼水化服取下惡物蟲積為妙
一新久瘧疾將發時用東流水煎桃枝湯化服
一婦女經閉腹痛用紅花酒化服
一小兒急驚風五疳五痢薄荷湯下慢驚忌用
一偏正頭風痛用酒研貼兩太陽穴

一諸腹脹臌脹用麥芽湯化下

一風火蟲牙痛用酒磨塗亦吞少許

一跌打損傷用松節煎酒化下

一中一切飲食毒藥毒蠱毒障氣河豚魚毒土菌死牛馬肉等毒並用涼水磨服一錠或吐或瀉即愈

一湯泡火傷毒蛇惡犬咬傷並用冷水磨塗傷處仍服之孕婦忌服又不可與甘草藥同進

太乙紫金丹

治霍亂痧脹山嵐嶂氣中惡不服水土喉風蛇犬蟲傷中毒五絶暴厥癲狂癰疽鬼胎魘魅及暑溼瘟疫之邪瀰漫薰蒸神明昏亂危急之症

山慈菇　川文蛤各二兩　紅芽大戟

白檀香　水安息　蘇合油各一兩五錢

千金子霜一兩　明雄黄飛淨　琥珀各五錢

梅冰片　當門子各三錢

右十一味各研極細末再合研勻濃糯米飲杵為丸如菉豆大外用飛金箔為衣每服錢許涼開水

下

薛一瓢云此方比蘇合丸而不熱較至寶丹而不涼兼玉樞丹之解毒備二方之開閉洵為濟生之仙品立八百功之上藥也昔人所云太乙丹能治百病者即此二方是也今俗傳太乙丹不知創自何人藥品龐雜羣集燥熱惟風餐露宿藜藿之人寒溼為病者服之頗宜若一概施之害人匪淺

牛黄清心圓　局方

治中風痰涎壅盛神昏不省語言蹇澀手足瘈瘲

半身不遂痰氣閉塞癲癇小兒急驚風等症

羚羊角勿見火鎊為末 西牛黃 茯苓

白朮生用 桂心 當歸

甘草各三錢 麝香 雄黃水飛各二錢

氷片 人參 犀角各五錢

右十二味各取淨末和勻煉蜜為丸分作五十丸

金箔為衣陰乾蠟殼封固臨用化開白湯或薑湯

下小兒服半丸孕婦忌服病重者可服二三丸

清心牛黃圓

治暴中神昏不語痰塞心胞口角流涎煩熱氣急及癲癇鬼魅妄見驚恐失志悲喜不常等症

陳膽南星一兩　辰砂水飛　黄連薑汁浸炒各五錢　西牛黄　當歸　甘草炙各三錢

右六味研細末蒸餅為丸分作五十丸金箔為衣陰乾蠟殼封固每服一丸生薑湯或薄荷湯下虛者人參湯下量虛實寒熱選用將丸調化送下

心按此方治膽熱痰迷胞絡之症故治癲疾有奇

效蓋癲疾不外乎膽熱痰迷四字也此方妙在用膽星為君以瀉膽火合黃連以瀉心火牛黃清胞絡之火又牛黃膽星皆能除胞絡之痰迷硃砂定神魂而安其君主當歸和肝而補肝血甘草和中而調脾土有養正去邪之功為撥亂返正之治也

安宮牛黃丸

治熱邪入於胞絡心神昏憒譫語狂躁或傷寒溼熱蒙閉於上或中風痰涎上壅神識不清牙關緊急等症兼治飛尸卒厥五種癲癇大人小兒痙厥

之因於熱者

西牛黄　鬱金　犀角

黄連　硃砂　黄芩

山梔子　雄黄各一兩　真珠五錢

氷片　麝香各二錢五分

右十一味爲細末煉老蜜爲丸每重一錢金箔爲衣蠟殼封固每用一丸脉虚者人參湯下脉實者銀花薄荷湯下病重者日再服甚至日三服小兒服半丸不知再服半丸孕婦忌服

心按牛黃丸世有數方今選二方前方乃張石頑刪定去原方中風燥性烈龐雜之藥此方乃吳鞠通所定用各不同如中風中痰小兒驚癇寒熱錯雜之症則用前方如熱邪入於胞絡蒙閉膻中純熱無寒之症則用此方

至寶丹 局方

治諸中卒倒痰飲血氣俱閉寒熱交錯者

生烏犀角 鎊 硃砂 研水飛 雄黃 研水飛

生玳瑁 鎊 琥珀 生研勿見火各一兩 麝香 另研

梅氷片各研一錢　金銀箔各五十頁　西牛黄五錢

水安息香用酒化濾去砂土取淨一兩微火熬成膏如無真者蘇合香油代之

右十味先將犀瑁爲細末入餘藥研匀將安息香膏重湯煑凝成後入諸藥中搜和匀分作百丸用蠟殼封固每用人參湯化服二丸孕婦忌服卒中山嵐瘴氣及產後惡血攻心用童便入薑汁少許化服

王晉三云此治心臟神昏從表透裏之方也牛黄犀角玳瑁以靈異之物内通心竅硃雄二箔以重

隆之品鎮安心神佐以腦麝安息搜剔幽隱諸竅東垣云氷雄牛麝入骨髓透肌膚抱樸子言金箔雄黃合餌成地仙與丹砂同用為聖金丹餌之可以飛昇故熱入胞絡舌絳神昏者以此丹入寒涼湯藥中用之能袪陰起陽立展神明有非他藥之可及也徐洄溪云安神定魄必備之藥真神丹也若病因頭痛而即神昏不語無外邪者此肝虛魂升於頂當用牡蠣救逆湯以降之又非此丹所宜輕試也

紫雪丹

治痧脹穢毒心腹疠痛霍亂火熾躁瞀煩狂及暑火溼熱瘴疫毒癘諸邪直犯膻中猝死温瘧發斑狂易叫走五尸五疰鬼魅驚癎急黄蠱毒痳痘火閉口舌生瘡一切毒火邪火穿經入臓藴伏深沉無藥可治之症

飛金箔萬頁研　寒水石　慈石醋煅

石膏　飛滑石各一觔

右四石共搗碎用水一斛煮至四斗去渣入後藥

犀角剉　羚羊角剉　青木香剉
沉香研各五兩　丁香二兩　元參
升麻各一觔　甘草炙八兩
右八味入前藥汁中煑取一斗五升去渣入後藥
樸硝　焰硝各二觔提淨
右二味入前藥汁中微火上煎柳木篦攪不住手
候至七升盛木盆中半日欲凝入後藥
硃砂研細飛淨三兩　麝香研一兩二錢
右二味合前金箔研同入前藥中攪匀退火氣二

日候凝結成霜色紫鉛罐密收每服三四分至一錢量用新汲水調灌

碧雪

治熱極火閉痧脹昏狂及霍亂悮服燥熱藥煩躁瞀亂及時疫憤亂便秘發斑一切積熱咽喉腫痛口糜齦爛舌瘡喉閉水漿不下等症

寒水石　石膏　硝石

樸硝　芒硝　牙硝

青黛　甘草

右八味各等分先將甘草煎湯去渣納諸藥再煎以柳木篦不住手攪令消鎔得所入青黛和勻傾入砂盆内候凝結成霜研細密收每用錢許涼開水調下上焦病以少許含化嚥津如不能嚥用蘆筒吹入喉中口舌病抹患處

絳雪 一名八寶紅靈丹

治霍亂痧脹肢厥脈伏轉筋昏暈瘴癘時疫暑毒下痢等症並治喉痺牙舌諸病湯火金刃諸傷均搽患處

硃砂飛　牙硝各一兩　明雄黃飛
蓬砂各六錢　礞石煅四錢　冰片
麝香各三錢　飛金箔五十頁

右八味擇吉日於淨室中各研極細和匀再研磁瓶緊收以蠟封口勿令泄氣每用一分涼開水下小兒減半孕婦忌服以藥佩帶身上可辟疫氣牛羊馬瘟以此點眼即愈

甘露消毒丹　一名普濟解疫丹

此治溼温時疫之主方也六元正紀五運分步每

歲春分後十三日交二運徵火旺天乃漸温芒種後十日交三運宮土旺地乃漸溼温溼蒸騰更加烈日之暑爍石流金人在氣交之中口鼻吸受其氣留而不去乃成溼温疫癘之病而為發熱倦怠胸悶腹脹肢痠咽腫斑疹身黄頤腫口渴溺赤便秘吐瀉瘧痢淋濁瘡瘍等症但看病人舌胎淡白或膩厚或乾黄者是暑溼熱疫之邪尚在氣分悉以此丹主之立效並主水土不服諸症

滑石飛十五兩　綿茵陳十一兩　淡黄芩十兩

石菖蒲六兩　木通　川貝母各五兩
藿香　射干　白豆蔻
連翹　薄荷各四兩
右十一味各曬燥生研細末不可見火每服三錢開水調服日二次或以神麴糊丸如彈子大開水化服亦可

神犀丹

治温熱暑疫諸感症邪不即解耗液傷營逆傳內陷痙厥昏狂譫語發斑等症但看病人舌色乾光

或紫絳或圓硬或黑苔皆以此丹救之若初病即
覺人情昏躁而舌赤口乾者是温暑直入營分酷
暑之時陰虚之體及新產婦人患此最多急須用
此多可挽回切勿拘泥日數悮投别藥以致僨事
兼治痘瘄毒重紫斑夾雜危症痘疹後餘毒内熾
口糜咽腐目赤神昏諸症
犀角尖磨汁　石菖蒲　黄芩各六兩
糞清　連翹各十兩　香豉八兩
花粉　紫草各四兩　生地黄冷水洗淨浸透

搗絞汁 銀花各一觔如鮮者搗汁用尤良

板藍根九兩如無以飛淨青黛代之

右十一味各生曬研細勿見火以犀角地黃汁糞清和搗為丸切勿加蜜如難丸可將豆豉煮爛同搗每重三錢涼開水化服日二次小兒減半如無糞清可加人中黃四兩研入

煉雄丹

治暑穢痧邪直犯胞絡神明閉塞昏憒如尸及霍亂初定餘熱失清驟爾神昏如醉如寐身不厥冷

脉至模糊者，皆燥热无形之气蒙闭膻中，如人在烟尘障雾中行，治失其宜，则渐燥闷而死，此非牛黄清心、犀角地黄等方可治，此丹主之。

极明雄黄一分，研极细　提净牙硝六分，研细

右二味，研细同入铜勺内，微火镕化，拨匀，俟如水时，急滤清者于碗内，去粗渣不用，俟凝定收藏。此丹灶家秘制也。

按：此法见游宦纪闻，陈平伯载此方，黄多而硝少。杨素园纠其误，谓黄多硝少，何能镕化？今依杨定

雄一硝六為率

木通一錢　通草三錢　陳雨水一碗雪水更良

石煎出味去渣再以水九碗磨入犀角三分挑入煉雄丹三釐調匀徐徐冷灌之能於三日内服盡十碗藥水必有清痰吐出數碗而愈篁齋嘗親驗之

行軍散

治霍亂痧脹山嵐瘴癘及暑熱穢惡諸邪直干包絡頭目昏暈不省人事危急等證並治口瘡喉痛

點目去風熱障翳搐鼻辟時疫之氣

西牛黄　當門子　真珠

梅冰　蓬砂各一錢　明雄黄飛淨八錢

火硝三分　飛金二十頁

右八味各研極細如粉再合研匀磁瓶密收以蠟封之每三五分涼開水調下

卧龍丹

治諸痧中惡霍亂五絶諸般卒倒急暴之證

西牛黄　飛金箔各四分　梅冰片

荆芥　羊躑躅各二錢　麝香五分

硃砂六分　猪牙皂角一錢五分　燈心炭二錢五分

右九味共研細末，磁瓶密收，毋使泄氣，以少許搐鼻取嚏，垂危重證亦可以涼開水調灌分許，併治癰疽發背，蛇蝎蜈蚣螫傷，用酒塗患處。

按羊躑躅俗名鬧羊花，辛溫大毒，不入湯劑，入酒飲能殺人，近日即昏翳，令肆中臥龍丹以此為君藥，又去牛黄而加蟾酥，減輕燈心炭，而冰麝不過畧用些須耳，故藥方大遜，甚不可恃，好善者必自

配製也

又方　治同上

西黃六分　梅片　當門子各一錢

北細辛一錢　牙皂　羊躑躅各二錢

燈心炭一兩

右七味製如上法主治亦同

開關散

治番痧臭毒痛如絞氣閉神昏欲絶之證

燈心炭一兩　羊躑躅三錢　北細辛

杜蟾酥　牙皂各二錢　西牛黃

梅冰片　當門子各一錢

右八味共研細末磁瓶收貯勿令泄氣每用少許

吹鼻得嚏即甦

又方

治硃砂症亦治感冒風寒及各項痧症凡症急牙緊發慌手足麻木閉目不語喉腫心痛醫多不識此症誤認為喉風此名為硃砂症又名心經疔用此藥三分先吹入鼻孔內再將藥稱足一錢薑湯

沖服服後用紅紙燃照心窩背心二處見有紅點發現用鍼挑破內有紅筋挑出方保無事此方神效不可忽視

牙皂　細辛各三錢五分　明雄黃二錢五分

法半夏　廣木香各三錢　陳皮

藿香　桔梗　薄荷

貫衆　白芷　防風

甘草各二錢　桔礬五分

右十四味共為細末磁瓶收貯用蠟封口勿洩氣

飛龍奪命丹

治痧脹疠痛霍亂轉筋厥冷脈伏神昏危急之證及受溫暑障疫穢惡陰晦諸邪而眩暈痞脹瞀亂昏狂或卒倒身强遺溺不語身熱瘈瘲宛如中風或時證逆傳神迷狂譫小兒驚癇角弓反張牙關緊閉諸證

硃砂飛二兩　明雄黄飛　燈心炭各一兩

人中白漂煅八錢　明礬　青黛飛各五錢

麻黄去節四錢　真珠　牙皂

當門子　蓬　砂各三錢　西牛黄二錢

杜蟾酥　火　硝各一錢五分　飛真金三百頁

梅氷片四錢

右十六味各研極細末合研匀磁瓶收貯毋令泄氣以少許吹鼻取嚏重者再用涼開水調服一分

小兒減半

按此丹芳香辟穢化毒祛邪宣氣通營全體大用真有斬關奪隘之功而具起死回生之力也

新定清原丹

治夏秋之間暑邪穢濁惡毒薰蒸其氣由口鼻吸受直趨中道隱伏於膜原而成霍亂吐瀉轉筋肢冷脈伏煩躁狂妄邪氣内陷經閉血凝目眶陷下大肉頓脱類乎寒症但視舌胎中間微白兩旁舌尖鮮赤口燥大渴飲水不止煩躁不安便是暑毒内陷不可悮認寒症投薑附而必死急宜先用此丹以開膈原内閉之邪庶可轉危為安

透明硃砂飛淨二兩　極明雄黄飛淨　燈心炭各一兩

人中白漂煆八錢　明礬五錢　硼砂

白蔻仁各三錢　梅氷片四錢　石菖蒲八錢

珍珠　牙皂　當門子各三錢

青黛飛淨五錢　西牛黄二錢　杜蟾酥

火硝各一錢五分　蒼朮製六錢　滑石飛淨二兩

飛金箔三百頁

右十九味各研極細末復合研極勻磁瓶緊收勿令泄氣每用一分涼開水調服亦可少許吹鼻小兒減半

心按此方即前飛龍奪命丹去麻黄加蒼朮石菖

蒲蔻仁滑石因易其名曰清原丹專清賸原暑穢之邪乃芳香辟穢化毒利竅宣氣達邪定亂之神丹也而原方之麻黄大辛大温不合於暑症之用且暑必多汗安可再用麻黄以發其汗故去之加菖蒲之芳香而不燥以開膻中之邪蒼术之苦温以勝脾胃之溼蔻仁之辛平以下氣寬膈滑石之淡滲以利竅而通水道余歷年用此以治熱霍亂之症頗能轉危為安皆賴此丹之功用故並録之以告來者

蟾酥丸

治暑月貪涼飲冷食物不慎兼吸穢惡成痧脹腹痛或霍亂吐瀉

杜蟾酥火酒化　硃砂水飛各五錢　明雄黃飛　茅山蒼朮土炒焦各一兩　丁香　牙皂各三錢　當門子一錢

右七味各研極細末蟾酥打丸如鳳仙子大辰砂為衣放舌底化下重者二三丸

洄溪云此祕方也

立效丹　治同上

砂仁三兩　明雄黄　蓬砂各一兩八錢

梅氷片　當門子各九錢　火硝六錢

蓽茇　西牛黄各三錢

右八味共研細末磁瓶緊收勿令泄氣每用分許以蘆管吹入鼻内若卒倒氣閉重證則七竅及臍中均可放置立蘇凡暑月入城市抹少許於鼻孔可杜穢惡諸氣一方砂仁作硃砂三兩餘七味俱同名靈寶妙應丹治霍亂證大效

速效丹

治諸痧手足麻木牙關緊急目閉不語胸背有紅
點或咽腫心痛及風餐露宿寒暑雜感危急之證

北細辛 牙皂各三錢五分 硃砂二錢五分
廣木香 陳皮 桔梗
貫衆 薄荷葉 防風
製半夏 甘草各二錢 枯礬一錢五分
白芷一錢

右十三味共研細末磁瓶緊收每用三分吹入鼻
孔寒溼內盛而病重者開水調服一錢加入蘇合

香二錢尤妙

按痧藥方藥品珍貴者多惟此價廉用以搐鼻頗亦有效

救生丹

人已厥去不醒手足已硬急將此丹少許浮於冷茶或温茶温水從容灌入提痰外出俾得醒回厥解是名救生

麝香六分　犀黄四釐　冰片六分

硼砂二錢　真珍珠三釐　真金箔二張

雄精三錢　辰砂三錢　水安息四分

右九味共研極細末以無聲為度磁瓶收藏勿使泄氣

立生丹

治傷暑霍亂痧症瘧疾泄瀉心痛胃痛腹痛吞吐酸水及一切陰寒之症結胸小兒寒痙

母丁香一兩二錢　沉香四錢　茅蒼朮一兩二錢

明雄黃一兩二錢

右四味為細末用蟾酥八錢銅杓內加燒酒一小

杯化開入前末藥為丸如菉豆大每服二丸小兒一丸温水下又下死胎如神凡被蝎蜂螫者調塗立效孕婦忌服

神效痧藥

能治一切感冒風寒中暑山嵐瘴氣九種氣疼痰迷心竅各種痧症小兒急慢驚風一切疑難雜症先將藥數粒研末吹入鼻內後大人服三十粒小兒減半開水送下實有起死回生之功此方秘傳屢效應驗如神切勿輕視孕婦忌服

真藿香梗三兩　檀香末六錢　真蟾酥六錢
茅山蒼朮六兩　明雄黃　麝香
頂上沉香　木香　丁香
漂淨硃砂各六錢
以上十味俱要真正道地藥材於五月五日午時
虔製

點眼砂一名人馬平安散
治時疫毒氣臭毒痧脹腹痛
麝香　冰片　雄黃水飛

硃砂水飛各五分　焰硝三錢

右五味共研極細末磁瓶收貯男左女右以少許點目大眥立效用此入時疫病家則不沾染并治六畜瘟亦點眼大眥

龍腦雞蘇丸 局方

治上焦熱除煩解勞去肺熱欬衄血熱驚悸脾胃熱口甘吐血肝膽熱泣出口苦腎熱神志不定上而酒毒膈熱消渴下而血滯五淋血崩

薄荷一觔　生地另為末六兩　黃連一兩

甘草一兩五錢　黄芩　新蒲黄炒

麥冬　阿膠炒　人參

木通　銀柴胡各二兩木通沸湯浸一日夜絞汁

右十一味共為細末白蜜二觔先煎一二沸然後下生地末不住手攪時加木通柴胡汁慢火熬膏成然後加藥末和丸豌豆大每服二十丸白湯下

此方製法精妙

一虛勞虛煩梔子湯下

一肺熱黄芩湯下

一心熱悸動恍惚人參湯下

一衄血吐血麥冬湯下

一肝熱防風湯下

一腎熱黄柏湯下

以上俱食後臨卧服

一五淋及婦人漏下車前子湯下

一痰嗽者生薑湯下

一莖中痛者蒲黄滑石水一鍾調下

一氣逆橘皮湯下

一室女虛勞寒熱潮作柴胡人參湯下

徐洄溪云生地末不若用鮮者一觔同蜜熬膏尤良

又云此方能治血中之熱骨蒸病最宜惟薄荷太多宜用十分之一想製方之人所用乃他處之薄荷非蘇州之真龍腦也真龍腦芳烈透腦發泄太過反有所害故為醫者不可不知藥也

保安萬靈丹

治癰疽疔毒對口發背風溼風溫溼痰流注附骨

陰疽鶴膝風氣左癱右瘓口眼喎斜半身不遂氣血凝滯遍身走痛步履艱難偏墜疝氣偏正頭風破傷風牙關緊閉骨槽風腫凡截解風寒神效之至故名保安萬靈丹

明天麻一兩煨　全蝎酒洗烘乾　石斛

何首烏製炒　細辛　當歸酒炒

荊芥　川芎酒洗　防風

川烏泡去皮　草烏泡去皮　麻黄

羌活　甘草生炙各半各一兩　明雄黄六錢

茅朮米泔水浸之蘇同炒八兩

右十六味共為細末煉蜜為丸每丸重三錢曬乾外用飛淨硃砂六錢為衣磁瓶收貯每服一丸連鬚葱白五枚加陳酒一杯同水煎滚乘熱化開通口服下蓋臥取汗為效如無汗再用葱白湯催之必待汗透為佳待自乾勿冒風忌發物房事孕婦忌服

心按此丹功專發散遵內經結者散之之意又能順氣搜風通行經絡凡一切風寒溼痰凝於腠理

榮衛不和外現惡寒發熱之表症及經絡流走作痛之症悉皆主之故治腫瘍之功甚捷蓋癰疽瘡毒亦榮衛不調氣血凝滯之所生也今人以為瘍科之專藥而方家絶不用之殆未深究方義之故耳

平安萬應丸

此即唐棲痧藥治法見後孕婦忌服

丁香不拘公母六錢　麝香三錢　蟾酥一兩

大黄切片焙乾六兩　甘草去皮炒二兩四錢　明天麻切片焙乾

麻黃（去節細剉）　雄黃（研細水飛）　硃砂（研細水飛各三兩六錢）　茅山蒼朮（米泔水浸軟切片焙乾三兩）

右十味共研細末糯米漿為丸如梧子大硃砂為衣磁瓶收貯以蠟封口不可洩氣每服三丸日久味薄者或加倍服亦可

一受寒暑痧脹甚重絞腸肚痛心口閉悶不省人事以三丸研細吹入鼻內再以三丸放舌上候少頃温水送下如不愈再服

一瀉痢以滾湯送下三丸即止

一寒暑痧脹肚疼頭眩眼黑以三丸放舌尖上閉口候舌微麻咽下

一中寒中暑痧脹吐瀉手足厥冷並欲吐不吐欲瀉不瀉先以三丸研末吹入鼻内再以三丸放舌上候微麻咽下如昏迷不能咽即研末用温湯灌下即愈

一山嵐瘴氣夏月途行空心觸受穢氣口含三丸使邪氣不能侵入

一感冒風寒惡心頭痛或肚腹飽脹及風痰等症

以三丸放舌尖上微麻咽下即愈

一心胃氣痛以三丸放舌尖上微麻咽下即愈

一臌脹噎膈以三丸放舌尖上微麻咽下立瘥

一癰疽疔毒蛇蝎蠱毒諸蟲咬傷腫痛俱以數丸研末用好酒調敷患處即愈

一小兒急驚風牙關緊閉不能服藥以四丸研末吹入鼻內即甦再以三丸温水調灌即愈若慢驚風萬不可服切記

一跌打至死驚死熱死魘魅氣悶至死寒厥痰厥

等症凡口鼻尚有微氣急以數丸研末吹入鼻內並用温湯灌下數丸可望復甦如遇自縊之人勿割斷繩索輕輕解下急以數丸研末吹入鼻內若胸口畧有微温者皆可活

菩提救苦丸

專治春夏感冒風寒時行瘟疫暑溼頭疼口渴身熱目脹筋骨疼痛惡心畏寒脈息洪數等症屢試神驗

紫蘇　葛根　羗活各四兩

蒼朮　赤芍　香附

花粉　元參各三兩　陳皮

生地　白芷　防風

川芎　黄芩　厚樸各二兩

甘草　細辛各一兩

右十七味共研為末用新荷梗荷葉煎水為丸重二錢五分內傷飲食外感風寒者炒神麯煎湯化下其餘俱用生薑湯或用開水下惟受暑勿用薑大人一丸小兒半丸日久藥味發變更妙

防風通聖散

治諸風潮搐手足瘈瘲小兒急驚風大便結邪熱暴甚肌肉蠕動一切風症

防風　川芎　當歸

芍藥　大黄　芒硝

連翹　薄荷　麻黄

山梔子　石膏　桔梗

黄芩　白朮　荊芥

甘草　滑石各五分

右十七味杵為散水二盞薑三片煎至八分服涎嗽加半夏生薑製開結加大黄二錢破傷風加羗活全蝎各五分腰脇痛加芒硝當歸各一錢

按此方乃表裏通治之輕劑用川芎當歸芍藥白朮以和血益脾所以汗不傷表下不傷裏可多服也

活人敗毒散

治傷寒瘟疫風溼風眩拘踡風痰頭疼目眩四肢痛增寒壯熱項强睛疼及老人小兒皆可服或瘴

烟之地或瘟疫時行或人多風痰或處卑溼脚弱此藥不可缺也日二三服以知為度煩熱口乾加黄芩白朮而三氣門中推此方為第一以其功之妙也雷公問黄帝曰三陽莫當何謂也帝曰三陽并至如風雨如霹靂故人莫能當也然則夏月三氣聚合其為病也豈同一氣之易當哉人感三氣而病病而死其氣互傳乃至百十千萬則為疫矣倘病者日服此藥二三劑所受疫邪不復留於胸中詎不快哉方中所用皆辛平更以人參大力者

負荷其正驅逐其邪所以活人百千萬億奈何庸醫俗子往往減去人參不用曾與衆方有別而能活人耶

羌活　獨活　前胡

柴胡　白茯苓　枳殼

桔梗　人參　川芎各一兩

甘草五錢

右十味杵為散每服二錢水一盞入生薑三片煎至七分温服或沸湯點亦得

涼膈散

治心火上盛膈熱有餘目赤頭眩口瘡唇裂吐衄涎嗽稠粘二便淋閉胃熱發斑小兒驚急潮搐瘡疹黑陷大人諸風瘈瘲手足掣搦筋攣疼痛

連翹　梔子仁　薄荷

大黄　芒硝　甘草

黄芩各五分

右七味杵為散水二盞棗一枚葱一根煎八分食遠服

萬應如意丸

治傷風頭痛發熱鼻塞聲重痰嗽傷食停積胸中膨脹腹痛胃氣痛時疫瘧疾水瀉白痢等症

紫蘇　桔梗　前胡

陳皮　枳殼　神麯

羌活　山查肉各四兩　防風

藿香　白芷　厚樸薑汁炒

川芎　薄荷　茅朮各三兩

麥芽　蘿蔔子　當歸酒拌

甘草　半夏薑汁製　茯苓各二兩

廣木香一兩另研　砂仁一兩六錢另研

右二十三味照法製度炒微脆共磨細末用薑汁糊為丸如梧子大曬乾收貯每服三錢輕者二錢淡薑湯送下　赤痢白滚湯下　霍亂吐瀉陰陽水下應效如神修合濟人功德無量孕婦痧脹忌服

萬應神麴

氣味中和清香甘淡能搜風解表開胸快膈調胃

健脾消積進食和中解酒止瀉利水治四時不正之氣感冒發熱頭眩咳嗽及傷食腹痛痞滿氣痛嘔吐泄瀉痢疾飲食不進等症痘疹初發用托邪毒又治不服水土瘴氣瘧疾外出遠行尤宜常服

荆芥　防風　桔梗
冬朮　蒼朮　香薷
葛根　枳殼　蘇葉
羌活　訶子　青蒿
川厚樸　淡黃芩　黃柏

明天麻　生香附　粉甘草
蘄艾絨　綿茵陳　蒼耳草
山查肉　使君子　赤小豆
生穀芽　生麥芽　川連
川鬱金　川桂枝　沉香
廣木香　砂仁　白芍藥
廣陳皮　檳榔　石菖蒲
半夏薑汁製　高良薑　天花粉
白扁豆　澤瀉　柴胡

薄荷葉　木通　杏仁

車前子各八兩

右四十六味加酒白藥二十圓共研細末用淮小麥一斗煑熟搗爛入諸藥内拌勻遏成麴另用白乾麪二觔將滚水泡成餅遏存性候過五六日後用熱水將麪餅為糊共入石臼内搗爛做成小塊重不過兩曬乾大人每服三錢水一鍾煎至七分小兒減半或一錢水一鍾煎七分每錢分作五六塊

一外感發熱頭眩咳嗽瘧疾嘔吐俱加生薑同煎服

一洩瀉加烏梅同煎服

一惟痢疾一症須加倍用再加好陳茶心煎服

香蘇散局方

治感冒四時不正之氣

香附薑汁浸勿炒　紫蘇莖葉各二兩　橘皮一兩

甘草炙五錢

右四味杵為散每服五錢加生薑三片大棗一枚

水煎去滓熱服覆暖取微汗日三夜一服以得汗身涼爲度

芎蘇散

治三時感冒偏於血分者

半夏　茯苓　橘皮

葛根　柴胡　紫蘇

川芎　枳殻　桔梗各等分

甘草炙減半

右十味杵爲散每服五錢加薑棗煎服取微汗效

本方去川芎柴胡加人參前胡木香名參蘇飲治虛人感冒偏於氣分者

天中茶

專治一切感冒伏暑停食積滯不化胸膈不寬氣逆嘔痰瘧痢等症

厚樸五錢薑汁炒　廣陳皮三錢　山查一兩

羌活三錢　小青皮　乾葛

防風　烏藥　川烏

枳殼　白芷　吴茱萸

石菖蒲　甘草　廣木香（勿見火 另研末）

砂仁（各三錢 另研末）　製香附　廣藿香

茅朮（米泔水浸 洗切片）　莪朮　檳榔

茯苓（各五錢）　麥芽　神麯

紫蘇（各一兩）　木通（八錢）

右二十六味除木香砂仁另研入其餘俱要飲片製過共合一處磨如粗末五月初四日夜用白酒每料一觔浸藥冷磁缸内端午日用六安茶或紅茶葉每料二觔半入藥内拌匀待至午時每料加雄黄、

末三錢五分同温酒八兩攪勻拌茶内即於午時炒乾臨上罈時再將木香砂仁末拌和候涼透再紮好罈口勿令泄氣每服三錢水二碗煎至一碗紅痢加白蜜五錢白痢加赤砂糖一兩

甘露茶

此茶疏風清熱去滞逐邪治一切感冒時氣頭痛腹脹不服水土等症

陳皮四錢鹽水洗　穀芽一兩炒　神麴一兩五錢

山查五十粒炒　烏藥　厚樸

枳殼各八錢　陳茶葉三兩

右八味共為粗末每服二三錢生薑湯煎服

潑火散即地榆散

治中暑昏迷不省人事欲死者并治傷暑煩躁口苦舌乾頭痛惡心不思飲食及血痢

地榆　赤芍藥　黄連

青皮去白各等分

右四味杵為散每服三錢漿水調服若血痢水煎服

大順散

治冒暑伏熱引飲過多脾胃受溼水穀不分清濁相干陰陽氣逆霍亂嘔吐臟腑不調

甘草　乾薑　杏仁去皮尖　桂枝去皮各等分

右四味先將甘草用白砂炒次入薑次下杏仁炒過篩去砂淨合桂為末每服二三錢白湯點服

香薷丸

治大人小兒傷暑伏熱燥渴瞀悶頭目昏眩胸膈

煩滿嘔噦惡心口苦舌乾肢體困倦不思飲食或發霍亂吐利轉筋

香薷一兩　蘇葉五錢　甘草炙二錢五分

丁香二錢五分　檀香二錢五分剉

右五味為細末煉蜜為丸每兩作三十丸每嚼一丸溫湯下

酒煑黃連丸

治伏暑發熱嘔吐惡心并治膈熱解酒毒厚腸胃

黃連十二兩　好酒五觔

右將黃連以酒煮乾研為末滴水丸如梧子大空心送下三五十丸

耆婆萬病丸

治七種癖塊五種癲病十種疰忤七種飛尸十二種蠱毒五種黃病十二種瘧疾十種水病八種大風十二種麻痹并風入頭眼暗漠漠及上氣欬嗽喉中如水雞聲不得眠卧飲食不作肌膚五臟滯氣積聚不消壅閉不通心腹脹滿及連胸背鼓氣堅結流入四肢或復又心膈氣滿時止時發十年

二十年不瘥五種下痢疳蟲寸白諸蟲上下冷熱久積痰飲令人多睡消瘦無力蔭入骨髓便成滯患身體氣腫飲食嘔逆腰脚痠疼四肢沉重行立不能久婦人因產冷入子臟臟中不淨或滿或閉塞不通胞中瘀血冷滯出流不盡時時疼痛為患或因此斷產并小兒赤白下痢及狐臭耳聾鼻塞等病此藥以三丸為一服不過三服萬病悉除說無窮盡故稱萬病丸

西牛黃　麝香　犀角鎊

桑白皮炒剉　茯苓　乾薑炮
桂心　當歸　川芎
白芍　甘遂　黄芩
蜀椒炒去目及閉口　細辛　桔梗
巴豆去皮心膜炒　前胡　紫菀去蘆
蒲黄微炒　硃砂　葶藶炒
防風　人參　雄黄油煎
黄連　大戟炒剉　禹餘糧醋炒
芫花醋炒各一錢六分　蜈蚣六節去頭足炙　石蜥蜴一寸去頭足炙

芫青四枚入糯米同炒至米黄黑色去頭翅足

右三十一味研極細牛黄麝香犀角硃雄餘糧巴豆別研餘皆合研重絹下篩煉蜜和更擣三千下丸如桐子大破除日平旦空心酒下三丸取下三升惡水為良若卒暴病不拘時日皆可服但以吐利為度不知更加一丸或至三丸五丸須吐利而止不限丸數若其發遲以熱湯沃投之如吐利不止以酢飯二三口止之忌陳臭生冷酢滑粘食大蒜猪雞魚狗牛馬驢肉白酒房勞七月外始得食

新米韭根汁作羹粥飲食之三四頓大良亦不得全飽吐利後常須閉口少語於無風處暖室將息若旅行卒暴無飲以小便送之為佳若一歲以下小兒有疾者令乳母服二丸亦以吐利為度近病及卒病可用多久病體弱者宜少用產後孕婦忌服

阿伽陀藥

治諸種病及將息服法久服益人神色無諸病方

徐洄溪云此等方即所謂海上奇方也如玉樞丹

之類其所治之症與本草不相合而確有神驗真不可思議也

紫檀（如無用蘇木可代）　小蘗（一名山石榴）　茜草

鬱金　胡椒（各五兩）

右五味為末水和內臼中更擣一萬杵丸好陰乾用

一諸咽喉口中熱瘡以水煮升麻湯下桐子大一丸旦服之

一諸面腫心悶因風起者煮防風湯服一丸

一諸四體痠痛或寒或熱麻黄湯下一丸
一諸蠱下部有瘡吞一丸又煮艾槐白皮湯研一丸灌下部
一諸卒死冷水服二丸
一諸被壓擣當心帶一丸又水研一丸三服
一諸被蛇及惡獸等毒以麝香如相思子研藥一丸服并以紫檀磨汁和藥塗患處
一諸被鬼撓亂失心癲狂艾汁下如無青艾乾艾取汁亦可并隨身帶一丸

一諸傳尸水磨雄黄下

一諸消渴樸硝湯下

一諸淋水服二丸

一諸疔腫元參湯下

一諸卒胸膈熱苦竹葉湯下

一諸難產以蕤蕤二匕水煮服一丸薑黄亦得

一諸熱瘡大黄取汁服又以大黄和藥調塗

一諸吐血若因熱吐者服之並瘥因冷吐者菖蒲汁下

一諸鼻中血刺薊汁下並研灌鼻

一諸噎病桔蔞汁下

一諸赤白帶下以丹皮刺薊根各二分煮服

後補法

以地榆桑螵蛸一云桑耳各二分水二升煮取一升分作二服取汁一合研藥一二丸服之諸藥毒惡忤研服惡瘧恒山湯下瘟疫時氣元參湯下諸蠱疳溼及心風心驚戰悸多忘恍惚嘔吐黃癉失音風癇臍下絞痛霍亂吐痢小兒驚啼產後血結並宜

服之

遇仙丹

治邪熱上攻痰涎壅盛翻胃吐食十隔五噎齁喘酒積蟲蠱積血積氣塊諸般痞疾疼熱腫痛或大小便不利或婦女面色萎黃小兒腹中癥瘕悞吞銅鐵金銀等物悉皆治之功效不能盡述珍之寶之

白檳榔五錢炒　鈴兒茵陳炒　莪朮炒

豬牙皂去皮弦炒　京三稜醋炙各五錢　白丑炒令半生半熟

取頭末一兩

右六味如法製爲末醋糊爲丸如菉荳大五更時用冷茶送下三錢天明看所下之物此藥有病去病有蟲去蟲不傷元氣不損臟腑小兒减半孕婦忌服歌曰鼎竄奇方本遇仙庸醫不識妄評言有緣得遇神丹服手到擒拿病立痊

五積散局方

治感冒寒邪頭疼身痛項背拘急惡寒嘔吐或腹痛又治傷寒發熱頭疼惡風無問内傷生冷外感

風寒及寒溼客於經絡腰脚疼痛婦人經血不調或難產並治

白芷三兩　茯苓三兩　半夏三兩湯洗

當歸三兩　川芎三兩　甘草三兩炒

肉桂　芍藥各三兩　枳殼麩炒

麻黄　陳皮各六兩去白　桔梗十二兩

厚樸薑炒　乾薑炮　蒼朮各四兩米泔水浸去皮

右十五味杵為散每服四錢水一盞薑三片葱白

二根煎七分熱服冒寒加煨薑挾氣加茱萸婦人調經催生加艾醋

按此一方能治多病粗工咸樂用之而海藏云麻黄桂芍甘草即各半湯也蒼朮甘草陳皮厚樸即平胃散也枳殼桔梗陳皮茯苓半夏即枳桔二陳湯也又川芎當歸治血兼乾薑厚樸散氣此數藥相合為解表中泄溼之劑去痰消痞調經之方雖為外感内寒表裏之分所制實非仲景表裏麻黄桂枝薑附之的方也主積冷嘔泄時疫項背拘急

加葱白豆豉厥逆加吳茱萸寒熱咳逆加棗婦人難產加醋始知用之非一途也惟知活法者其擇之由海藏所言觀之可知裏急者治先其裏表急者治先其表毋取於兩頭忙也

內府青麟丸 一名清寧丸

治臟腑蘊熱溼毒穢惡使濁邪俱從小便而出服後半日小便黃赤如蘗汁即是溼熱下行之徵

錦紋大黃 一觔米泔水浸半日切如豆大曬乾入無灰酒浸三日取出陰半乾照後製法

第一次用藕湯　第二次用甘蔗汁

第三次用赤豆湯　第四次用澤瀉湯
第五次用豬苓湯　第六次用車前子湯
第七次用黄柏湯　第八次用生地湯
第九次用側柏葉湯　第十次用薄荷湯
第十一次用米仁湯　第十二次用當歸湯
第十三次用韭葉湯　第十四次用丹皮湯
第十五次用木通湯　第十六次用石斛湯
第十七次用連翹湯　第十八次用陳皮湯
第十九次用青稻鹽水　第二十次用地骨皮湯

第二十一次用萆薢湯　第二十二次用元參湯
第二十三次用知母湯　第二十四次用甘草湯
以上製二十四次俱要拌透蒸曬如第一次曬乾
每淨末一觔入黄牛乳二兩水梨汁童便各二兩
如無以上三味用生薑汁一兩煉蜜六兩搗匀為
丸如梧子大每服二三錢引藥列后
一胸悶氣阻噎嗝肝胃氣痛二便閉結俱用香附
湯下
一黄癉瘴氣胸腹膨脹食積痰瘧大腹皮湯下

一舌糜口碎目赤鼻瘡唇腫喉閉甘菊花湯下
一齒痛耳鳴頭痛暑熱時疫燈心湯下
一吐血齒衄溺血便血淋濁遺精燈心湯下
一肺癰腸癰痰火昏狂如醉如癡燈心湯下
一跌撲損傷瘀血在裏陳皮桃仁湯下
一小兒疳積腹膨陳皮麥芽湯下
一痢疾裏急後重白痢薑湯下赤痢炒槐米湯下
一婦人產後惡露未盡頭暈嘔惡發熱便閉益母湯下

潤字丸 陸氏家秘

治溼熱之邪結實於陽明之腑大便不通

大黄 生四兩 芒硝 二兩 枳實 麩炒四兩

厚樸 一兩

右四味以三味為細末將芒硝用滚水化開泛丸

每服三錢白湯下

勝金丸 本事方

治中風忽然昏倒若醉形體昏悶四肢不收風涎

潮於上膈氣閉不通

生薄荷五錢　瓜蒂末一兩　藜蘆二兩
硃砂五錢研　猪牙皂角二兩槌碎水一升同薄荷浸一處取汁研成膏
右五味將硃砂末二分與二味研勻用膏子搜和為丸如龍眼大以硃砂一分為衣用溫酒化下一丸甚者二丸以吐為度得吐即醒不醒者不治
徐洄溪云實見其痰在上膈則可用否則提氣上升反成厥冒等疾

妙香丸局方

治時疾傷寒解五毒治潮熱積熱及小兒驚癇百

病

牛黃研　龍腦研　膩粉研

麝香研各三兩　辰砂研飛九兩　金箔研十九頁

巴豆三百十五粒去殼心膜炒熱研如麩徐洄溪云太多宜酌減

右七味合研勻煉黃蠟六兩入白蜜三分同煉勻

為丸每重一分服法詳後

一潮熱積熱傷寒結胸發黃狂走躁熱口乾面赤

大小便不通大黃炙甘草湯下三丸

一毒痢下血黃連湯調膩粉少許如患酒毒食毒

茶毒氣毒風痰伏瘖吐逆等症並用臘粉龍腦米飲下三丸

一中毒吐血悶亂煩躁欲死者用生人血下立愈

一小兒百病驚癇急慢驚風涎潮搐搦用龍腦臘粉蜜湯下菉豆大二丸

一諸積食積頰赤煩躁睡卧不甯驚哭瀉痢並用金銀薄荷湯下更量歲數强弱加減

一男婦因病傷寒時疾陰陽氣交結伏毒氣胃中喘燥眼赤潮發經七八日至半月日未安醫所不

明症候脈息交亂者可服三丸並用龍腦臙粉米飲調下一服取轉下一切惡毒涎並藥丸瀉下如要藥即行用鍼刺一孔冷水浸少時服之其效更速

心按此方即從臘豆丸化裁而出凡年久痢疾積滯在於幽門深遠之處藥力所不及到累年治之不愈尚有腹痛後重者非此丸不可雖虛尤宜服之古人累用以取效但非淺學所能知之

九痛丸 金匱

治九種心痛兼治卒中惡腹脹痛口不能言又連
年積冷流注心胸痛并冷氣上冲落馬墜車血疾
等皆主之

附子三兩泡　狼牙炙香　人參
乾薑　吳茱萸　巴豆去皮心熬研如脂各一兩

右六味研末煉蜜為丸如桐子大强人初服三丸
日三弱者二丸孕婦忌服

銀液丹局方

治諸風痰涎蘊結心膈滿悶頭痛目暈面熱心忪痰唾稠粘精神昏憒及風涎潮搐並宜服之

天南星三分研　硃砂五錢研飛　鐵粉

水銀各三兩結砂子　膩粉一兩研　黑鉛煉十遍秤三兩與水銀結砂化水塊同甘草十兩水煑半日候冷研

右六味研勻麪糊為丸如桐子大每服二丸薄荷蜜湯或生薑湯下食後服如治風癇不拘時服

徐洄溪云痰涎逆上用此鎮壓亦不可少又云前方提之使出此方鎮之使下隨宜施治全在辨症

之確前方即勝金丸是也

當歸龍薈丸

治肝經積熱時發驚悸搐搦神志不寧頭目昏眩咽膈不利腸胃燥結躁擾狂越等症及大便秘結小便赤濇胸脇作痛陰囊腫脹凡屬肝經實火皆宜服之

龍膽草酒洗　當歸　梔子

黃連　黃芩　黃柏各一兩

大黃　青黛飛　蘆薈各五錢

木香二錢五分　麝香五分

右十一味為細末神麯糊為丸如桐子大每服二十丸淡薑湯下

心按肝藏血肝火盛則血逆上行內經云奪汗者無血此丸亦治婦人倒經及經阻多汗

青金錠

治男婦風痰痰厥牙關緊閉藥難入口並乳蛾不能言語及小兒驚風痰迷將此藥一錠取井水磨開滴入鼻孔藥氣入喉痰即吐出立刻得生神驗

之至

元胡索二錢　青黛六分　牙皂火煨十四枚

麝香一分

右四味各研細和勻再研以清水調搗成錠每重五分陰乾收藏勿使泄氣孕婦忌用

青州白丸局方

治一切風及小兒驚風婦人血風大人頭風

半夏七兩　南星三兩　白附子二兩

川烏五錢各生用

右四味為細末置磁器中日曬夜露春五夏三秋七冬十日以糯米粉煑粥為丸薑湯下風症溫酒下驚風薄荷湯下

徐洄溪云此四味宜水研取漿澄粉曬露七日去水作丸又云此治風痰之要藥也

青果膏

治痰迷心竅狀如癡癲或羊頭風或驚悸神昏不寐等症

鮮橄欖十觔敲碎入砂鍋煑數沸去核入石臼搗爛仍入原湯中煎膩出汁易水再煎煎至無味

去渣以汁併歸一處用桑柴火煎濃成膏入明礬一兩研細和入

右二味攪匀成膏每日早晚用開水冲服三錢

大黄䗪蟲丸 金匱

治五勞虚極羸瘦腹滿不能飲食食傷憂傷飲食房勞傷饑傷勞傷經絡榮衛氣傷内有乾血肌膚甲錯兩目暗黑此丸主之

大黄十分蒸　黄芩二兩　甘草三兩

白芍四兩　乾地黄十兩　乾漆一兩

桃仁　杏仁　蠐螬

蝱蟲各一升　䗪蟲半升　水蛭百枚

右十二味為末煉蜜為丸如小豆大飲酒服五丸日三服

徐洄溪云血乾則結而不散非草木之品所能下必用食血之蟲以化之

又云此方專治血瘀成勞之症瘀不除則正氣永無復理故去病即所以補虛也

牛黃膏

治熱入血室發狂心熱不識人者

牛黄一錢　硃砂二錢　鬱金二錢
腦子五分　甘草二錢　牡丹皮二錢
右六味爲末煉蜜丸如皂角子大新汲水化下
按此方乃清鎮安神之劑熱由心胞襲入神明不
得已而用之也
失笑散
治產後半產惡血攻心昏迷不省及心腹絞痛欲
死者其效如神亦治經後心痛名殺血心痛
五靈脂炒令烟盡研　蒲黄炒黑

右二味等分為末每服三錢温酒調服或童便亦可

雷擊散

專治瘟疫並治忽然腹痛手足厥逆面色青黑上吐下瀉霍亂硃砂症以及一切痧症此方於乾隆元年間貴州省疫癘甚行忽於丹平山石壁上雷火擊書此方活人無數道光元年江南各省軟脚瘟盛行亦照此方治之神效無比

牙皂　細辛各三錢　生硃砂

明雄各二錢五分　藿香三錢　枯礬
白芷各一錢　桔梗　防風
木香　貫衆　陳皮
蘇薄荷　法半夏　甘草各二錢
右十五味共研極細末貯瓶中勿洩氣隨帶身邊
凡遇急症取二三分吹入鼻中再用一二錢薑湯
冲服服後安卧片時汗出而愈
辟瘟散
此方尚治傷寒傷風憎寒壯熱頭痛身痛項痛脊

强腰痛腹脹鼻塞聲重風痰咳嗽上嘔下瀉口渴便赤内傷飲食及感冒四時不正之氣發痧瘟疫瘴癘鬼瘧瘟瘧赤眼口瘡溼毒流注脚腫腮腫風火喉痺毒痢風熱斑疹並治硃砂症又名心經疔其症初起脈散牙緊手足麻木發軟閉目不語喉腫心疼心慌等症急視前後心有紅點用鍼刺破出血如内有紅絲即挑出可免無事惟此症傳染甚急頃刻不救藥宜早備

製蒼朮五錢　桔梗　神麴各三錢

貫衆　滑石　熟大黄
明雄黄　厚樸薑汁炒　生甘草
法半夏　川芎　藿香各二錢
羌活　白芷　柴胡炒
防風　荆芥　前胡
細辛　枳殼炒　薄荷
陳皮去白　皂角去筋子　砵砂
石菖蒲　公丁香　廣木香
草菓煨　香薷各一錢

右二十九味共研細末磁瓶收貯勿令洩氣每遇患者先用二三分吹入鼻内再用一二錢滚薑湯冲服體虛者加黨參四錢煎湯冲服小兒每服一錢凡病重者三服即愈此方屢經試驗活人甚多不可以藥味多而輕忽視也

小金丹 素問

辰砂二兩 水磨雄黃一兩 叶子雌黃一兩

紫金五錢愚按以金箔同藥研之可為細末

右四味同入合中外固了地一尺築地實不用爐

不須藥制用火二十觔煆之也七日終常令火不絶候冷七日取次日出合子合子即磁礶之屬取出順日研之順日研之謂左旋也三日煉白沙蜜為丸如梧子大每日望東吸日華氣一口冰水下一丸和氣咽之服十粒無瘦干也

辟瘟殺鬼丸外臺

虎頭骨五兩炙　硃砂一兩五錢研　鬼臼一兩

雄黄一兩五錢研　皂莢一兩炙　雌黄一兩五錢研

蕪荑一兩

右七味鴇𦁤以蠟蜜和彈丸大絳囊盛繫臂男左女右家中置屋四角月朔望夜半中庭燒一丸忌生血物

八毒赤丸寶鑑

治鬼疰病

雄黄　礬石　硃砂

附子泡　藜蘆　丹皮

巴豆各一兩　蜈蚣一條

右八味為末蜜丸小豆大每服五七丸冷水送下

回生第一靈丹

治跌傷壓傷打傷刀傷銃傷割喉吊死驚死溺水死等症雖遍體重傷人已暈厥死去只身體尚軟胸前微温用此丹灌之下喉少頃即有微氣再灌一次即活如大便下紫血更妙惟身體殭硬者難救此係豫章彭竹樓吏部家傳秘方道光初年吏部筦直隸時有人被毆死已三日吏部往驗見其肢體尚軟命打開一齒以此丹灌入一分五厘少刻其屍微動再灌一分五釐而活其餘或甫經毆

死或毆死一二日者全活甚衆其時磁州地震壓斃人民甚多吏部製丹遣人馳往救活不下千人大有起死回生之功誠千古第一靈丹也如能修製博施救得一人之生豈非眼前功德造福真無量也

真血竭研細飛淨二錢　乳香炙去油取淨末二錢　硃砂飛淨二錢

巴豆仁去油淨二錢　麝香取當門子三分　活土鱉蟲去足新瓦工緩火焙乾研細取淨末五錢死的不效

自然銅放瓦上炭火燒紅入好醋內淬半刻取出再燒再淬連製九次研細取淨末三錢

右七味共研極細磁瓶收貯以蠟封口不可泄氣大人每服一分五釐小兒七釐熱酒冲服牙關不開者打開一齒緩緩灌之多用水酒以潤藥下喉但能進得喉關必活活後宜避風調養若傷後受凍而死須放暖室中最忌見火如活轉心腹疼痛此瘀血未淨也用白砂糖冲湯飲之自愈

三黄寶蠟丸

治跌打損傷刀箭鎗傷一切刑傷破皮瘀血攻心瘋狗咬傷蛇蟲毒物咬傷落馬墜車瘀血凝滯及

婦人產後惡露不盡痰迷心竅致生怪症危在頃刻其效如神真濟世之良方也

藤黃四兩　天竺黃　明雄黃

紅牙大戟　宮粉　劉寄奴

真血竭　乳香　兒茶各三兩

歸尾　樸硝各一兩二錢　琥珀

水銀　麝香各三錢

右十四味各研細末加頂淨黃蠟二十四兩入銅勺內下滚水烊開候水面蠟鎔下前末攪勻候半

冷作丸如豆大病輕者一丸若瘀血凝滯已久可用數丸多飲温酒蓋被取汗即愈外敷者用香油滚水化開敷之如久病勢重者服數丸大能舒經活絡去瘀生新有起死回生之功忌食生冷水果發物三日

金瘡鐵扇散

凡遇刀石破傷用藥敷傷口以扇向傷處搧之立愈忌卧熱處如傷處發腫煎黄連水用翎毛醮塗之即消

象皮五錢切薄片用小鍋焙黄色以乾為度勿令焦　松香一兩與寸柏香一同鎔化攪勻傾入冷水取出晾乾　龍骨五錢用上白者生研　飛礬一兩將白礬入鍋內熬透便是　寸柏香一兩即松香中之黑色者　老材香一兩山陝等省無漆民間棺殮俱用松香黄蠟塗於棺內數十年後有遷葬者棺朽另易新棺其朽棺內之香蠟即謂之老材香東南各省無老材香即以數百年陳石灰代之其效驗與老材香同功

右六味共研細末磁瓶收儲

大西洋十寶散

氷片一分二釐　乳香一錢二分去油　辰砂一錢二分

紅花四錢　麝香一分二釐　雄黄四錢
血竭一錢六分　兒茶二分四釐　沒藥一錢四分
歸尾一兩
右十味共為極細末收入磁瓶黄蠟封口勿令洩
氣
一治刄傷并各器械傷皮破出血者以藥末糝上
包固不可見風血止即愈
一治跌打損傷皮肉青腫未破者用陳醋調敷患
處腫消即愈

一治内傷骨碎或骨已斷折先將骨節湊准用陳醋調敷患處以紙包裹外加老棉絮包好再用薄板片夾護將繩慢慢細緊不可移動藥性一到骨自接矣須靜養百日勿犯房事犯則必成殘疾

一治刄傷深重未致透膜者先用桑皮紙線縫好多糝藥末於上以活雞皮急急調護如前骨損養法即愈

一治跌打昏迷不醒急用一錢同陳酒冲服自然醒轉以便調治

此方神奇雖遇至重之傷鮮有不起死回生者照方醫治調養勿卧熱炕定有奇效寶之

七釐散

治金瘡跌打損傷骨斷節折血流不止者先以藥七釐燒酒冲服復用燒酒調敷傷處如金刀傷重或食管割斷不須雞皮包紮急用此藥乾糝定痛止血立時見效並治一切無名腫毒亦如前法調服此散治毆打諸傷無不立時止痛

透明硃砂水飛一錢二分　真麝香一分二釐　梅氷片一分二釐

乳香去油淨 沒藥去油淨各一錢五分 真血竭研飛淨一兩
粉兒茶二錢四分
右七味於端午日午時製配共研極細磁瓶收貯以蠟封口不可泄氣貯久更佳每服七釐不可多服孕婦忌服

玉真散

治跌打損傷已破口者無論傷口大小不省人事或傷口潰爛進風口眼喎斜手足扯動形如彎弓只要心前微温用此藥敷傷口如膿多先以温茶

避風洗淨敷之再用熱酒冲服三錢不飲酒者開
水冲服亦可功能起死回生惟嘔吐者難治此方
藥似平淡功最神奇而在七釐鐵扇諸方之上修
德之士備以濟世其價甚廉其功甚大

明天麻　羌活　防風
生南星薑汁炒　白芷各一兩　白附子十二兩
右六味共為細末磁瓶收貯不可泄氣如傷口破
爛久不收口加熟石膏二錢東丹三分共研細敷
之

青囊集要卷三目録

通治方四

利膈散

喬氏陰陽攻積丸

中滿分消丸

沉香化氣丸

沉香琥珀丸

沉香降氣散

木香調氣散

木香通氣散

三因化氣散

理中丸

梅花丸

參苓白朮散

錢氏白朮散

倍朮丸

實脾散

復元丹

調榮散

牡蠣澤瀉散

保和丸

陳麴圓

温脾散

枳殼散

又方

鞠藭圓

纏金丹

藿香安胃散

紫金丹

柏子仁丸

硇砂圓

大紅丸

人參地骨皮散

芎歸血餘散

鼈甲生犀散

傳屍丸

忍冬丸

殺蟲丸

赤金散

青囊集要卷三

南海普陀山僧心禪輯
傳徒僧大智
大延仝校
門人王學聖

通治方四

撞氣阿魏丸 局方

治五種噎疾，九種心痛，痃癖氣塊，冷氣攻刺，及脾胃停寒，胸滿膨脹，嘔吐酸水，丈夫小腸氣痛，婦人

氣血等疾

茴香炒　橘紅　青皮

川芎　丁香皮　莪朮泡

甘草各一兩　砂仁　肉桂去皮各五錢

生薑四兩鹽醃炒黑　白芷泡五錢　川椒二錢五分

阿魏二錢五分醋浸一宿以麪為丸

右十三味共研末用阿魏酒化為丸如芡實大每藥丸一觔用硃砂七錢為衣丈夫氣痛炒鹽湯下一粒至二粒婦人血氣醋湯下常服一粒爛嚼茶

酒任下

徐洄溪云此方純用通氣温熱之藥有火者不宜服

己椒藶黄丸 金匱

腹滿口舌乾燥此腸間有水氣此主之

防己　椒目　葶藶 熬　大黄 各一兩

右四味為末蜜丸如桐子大先食飲服一丸日三服稍增口中有津液渴者加芒硝五錢 此治腸間之水外症

不必有水象也

備急丸金匱

治寒氣冷食稽留胃中心腹滿痛大便不通

大黃　乾薑各二兩　巴豆一兩去皮研脂

右三味先擣大黃乾薑為末內巴豆合擣千杵和蜜丸如豆大藏密器中勿洩氣候用每服三四丸煖或酒下

又主中惡心腹脹滿卒痛如錐刺氣急口噤如卒死者捧頭起灌令下咽須臾當差不差更與三丸

當腹中鳴即吐利便差若口噤者須化從鼻孔用葦管吹入自下於咽此温下之法口噤不能服藥者亦是一法

禹餘糧丸即鍼砂丸又名蛇含石丸

治十種水氣脚膝腫上氣喘滿小便不利但是水氣悉皆治之許學士及丹溪皆云此治膨脹之要藥

禹餘糧三兩　蛇含石大者三兩以新鐵銚盛入炭火中燒石與銚子一般紅用鉗取蛇黃傾入醋中候冷研極細末聽用　真鍼砂五兩以水淘淨炒乾入餘糧一處用米醋二升就銚內煑醋乾為度後用銚并藥入炭火中燒紅鉗出傾藥淨磚地上候

冷細研

以上三物為主其次量人虛實入下項藥治水多是取轉惟此三物既非大戟甘遂芫花之比又有下項藥扶持故虛人老人亦可用

牛膝　桂心　白豆蔻

羌活　木香　茯苓

川芎　大茴香　蓬朮

附子　乾薑　青皮

三稜　白蒺藜　當歸各五錢酒浸一宿

右十五味爲末入前藥拌匀以湯浸蒸餅捩去水和藥再杵爲丸如梧子大食前温酒白湯任下三十丸至五十丸最忌鹽一毫不可入口否則發疾愈甚但試服藥即於小便内旋去不動臟腑病日三服兼以温和調補氣血藥助之真神方也此方兼治有形之積塊

五香丸

此方仙傳秘於道藏善能消食消積消痰消痞消氣消滯消腫消痛消瘀消蠱消脹消悶快膈除痢

藥品尋常功效甚大並治痰迷心竅

五靈脂一觔　香附子一觔洗淨水浸一日　黑丑

白丑各二兩

右四味各研細末以一半微火炒熟以一半生用和勻醋糊為丸如蘿蔔子大每服七八分或一錢薑湯下臨臥服一次次早再服一次其效如神

木香檳榔丸寶鑑

治一切滯氣心胸腹脇痞滿大小便澀滯不快

木香　檳榔　枳殼炒

青皮炒　陳皮炒　廣茂煨
黃連各一兩　黃蘗炒　香附醋炒
大黃酒蒸　牽牛腹滿便秘用黑者喘滿膈寒用白者取頭末各二兩
右十一味為細末滴水為丸如豌豆大每服三五十丸至七十丸食遠薑湯送下以利為度
本方去陳皮廣茂香附黃連黃蘗大黃牽牛加杏仁半夏皂角郁李仁蜜丸薑湯下五十丸即御藥院木香檳榔丸專主痰痞風秘寶鑑方治氣痞熱秘各有攸宜

五膈寬中散

治七情鬱結痰氣痞塞遂成五膈

厚樸薑汁炒二兩　甘草炙一兩　木香五錢

白豆蔻仁三錢

右四味杵為散每服三錢加生薑三片水煎入鹽

一字和滓服

利膈散

治脾肺大熱虛煩上壅咽喉生瘡

雞蘇葉　荊芥穗　防風

枳　殼　　牛蒡子　　人　參

甘　草各一兩

右七味杵為散每服二錢不拘時沸湯點服咽痛口瘡甚加殭蠶一兩

按此方清上焦熱全用辛涼輕清之氣不雜苦寒降下之味其見甚超較涼膈散更勝

喬氏陰陽攻積丸

治寒熱諸積

吳茱萸　　乾　薑炮　　官　桂

川烏炮　黃連薑汁拌炒　半夏薑製
茯苓　延胡索　人參各一兩
沉香另研　琥珀另研各五錢　巴豆霜另研一錢

右十二味共為細末皂角四兩煎汁糊丸如菉豆大每服八分加至一錢五分薑湯下與脾胃藥間服

此方出士材先生必讀先生向寓郭園曾以此方授之郭嫗云是喬三餘所定方中萸桂走肝乾薑入脾烏頭達腎專取辛烈以破至陰之固壘半夏

茯苓以開痰蔽延胡琥珀以散血結沉香以通氣閉巴霜以蕩堅積黄連以除旺氣人參以助諸味之力也其所授郭嫗之方酒麯糊丸較之皂角汁稍平妙用全在與脾胃藥間服予曾效用此方每以六君去朮倍苓加肉桂當歸米飲糊丸或朝服增損六君夕用陰陽攻積或服攻積一日六君二三日隨人强弱而施但初服未嘗不應積勢向衰即當停服所謂衰其大半而止專力補脾可也

中滿分消丸

治中滿熱脹

厚樸　半夏　黄連三味俱薑汁炒

黄芩　枳實　白朮二味拌澄炒焦

乾薑　茯苓　豬苓

澤瀉　人參各五錢　甘草炙一錢

右十二味爲細末湯浸蒸餅爲丸如梧子大每服百丸食後沸湯下脾胃氣滞食積脹滿加陳皮砂仁各五錢經脈澀滞加腹皮腿臂痛不可拊者加片子薑黄一錢肺熱氣化不行溺秘喘渴者加知

母三錢

東垣分消湯丸一主溫中散滯一主清熱利水原其立方之旨總不出內經平治權衡去菀陳莝開鬼門潔淨府等法其方下所指寒脹乃下焦陰氣逆滿鬱遏中焦陽氣有似乎陰之象故藥中雖用烏頭之辛熱宣布五陽為辟除陰邪之嚮導即用連蘗之苦寒以降泄之苟非風水膚脹脈浮證起於表者孰敢輕用開鬼門之法以鼓動其陰霾四塞乎熱脹用黃芩之輕楊以降肺熱用猪苓澤瀉

以利導之故專以潔淨府為務無事開鬼門宣布五陽等法也

沉香化氣丸

治食積痰氣痞脹妨食

大黃酒蒸　條黃芩各二兩　人參

白朮各三兩　沉香五錢另研

右五味將前四味剉碎用薑汁竹瀝匕浸匕曬候乾為末和沉香末再研神麯糊丸如梧子大水飛硃砂為衣曬乾勿見火每服二錢淡薑湯送下小

兒量減

此倣王隱君滚痰丸之製法去礞石加參朮以祛食積痰飲雖較滚痰丸稍遜然二黄得參朮以鼓其勢亦是突圍猛帥勿以其中有參朮視為兼補漫施以伐後天為害非淺鮮也

沉香琥珀丸

治血結小腹青紫筋絆膈急脹痛

琥珀另研　杏仁一作桃仁　蘇木

赤茯苓　澤瀉各五錢　葶藶隔紙焙

郁李仁去皮各一兩　沉　香另研　陳　皮

防　己酒洗各五錢　麝　香一錢

右十一味研細末蜜丸如菉豆大每服四五十丸

加至百丸空心人參湯下

沉香降氣散局方

治一切氣滯胸膈不舒婦人經癸不調小腹刺痛

沉　香四錢　甘　草炙八錢　砂　仁炒四錢

香　附童便浸去外皮微炒二兩

右四味杵為散每服二錢入鹽一字沸湯調服

木香調氣散

治氣滯胸膈虛痞嘔逆刺痛

白豆蔻去殼　丁香　木香

檀香各二錢　藿香　甘草炙各八分

砂仁四錢炒

右七味杵為散每服二錢入鹽一字沸湯調如稠糊晨夕各一服或滴水為丸每服二錢

本方加人參白朮茯苓山藥橘皮青皮華澄茄名育氣散治虛寒腹痛進飲食

木香通氣散

治寒氣成積腹痛堅滿不可忍

木香　戎鹽　三稜炮各五錢

厚樸薑製二兩　枳實炒　甘草炙各三錢

乾薑炮　蓬朮煨各二錢

右八味共杵為散每服三錢食前淡薑湯調下

三因化氣散

治息積上下貢脹

肉桂勿見火　蓬朮煨　青皮炒

陳皮　乾薑炮　沉香另研各五錢
木香　甘草炙　丁香
川椒　砂仁炒各三錢　茴香炒四錢
右十二味杵爲散每服三錢薑蘇鹽湯調下婦人
醋湯調服
導氣丸
治諸痞塞關格不通腹脹如鼓大便秘結小腸腎
氣等疾功效尤速
青皮用水蛭等分同炒赤去水蛭　莪朮用䖟蟲等分同炒赤去䖟蟲

川　椒用茴香等分同炒赤去茴香　三　稜用乾漆等分同炒赤去乾漆

檳　榔用斑猫等分同炒去斑猫　赤　芍用川椒等分同炒去川椒

乾　薑用硇砂等分同炒去硇砂　附　子用青鹽等分同炒去青鹽

吳茱萸用牽牛等分同炒去牽牛　石菖蒲用桃仁等分同炒去桃仁

右十味各等分剉碎與所製藥炒熟去水蛭等不用祇以青皮等十味為細末酒糊為丸如梧子大每服五十丸加至七十丸空心用紫蘇湯送下

按此方各味俱用峻藥同炒取其氣而不取其質消堅破結亦能斬關而入然病久憊甚用之必不

能勝病勢已成元氣可耐蚤用可以建功

塌氣丸

治肝氣乘脾腹脹

川椒一兩　蠍尾去毒滚醋泡去鹽炒香五錢

右二味研末麵糊丸如粟米大每服二三丸飲下

神保丸

治心胸腹脇脹痛大便不通宿食不消

川椒二錢五分　木香二錢五分　巴豆霜二分五釐

全蠍七枚

右四味研末湯浸蒸餅為丸如麻子大硃砂為衣每服五丸空心薑湯醋湯沙糖湯任下

越鞠丸 丹溪

治一切溼痰食火氣血諸鬱

山梔 薑汁炒黑　神麴 炒香各一兩　香附 童便浸

蒼朮 米泔水浸去粗皮麻油炒　撫芎 童便浸各二兩

右五味研細末滴水為丸如菉豆大每服百丸白湯下

心按古人云木鬱則為蠱人鬱則為病五臟之鬱

各有見症肝氣鬱則脇痛頭眩 心氣鬱則口苦胸痛脾氣鬱則腹脹黄癉肺氣鬱則咳嗽痰喘腎氣鬱則小便赤濇淋濁溺痛此方通治諸鬱遵内經結者散之之義有輕以去實之功易思蘭專用此方神明變化以治百病無不應手取效方中香附理氣鬱蒼朮開溼鬱撫芎調血鬱梔子治火鬱神麯消食鬱總以理氣為主若溼盛可加白朮茯苓火盛加黄連青黛痰盛加半夏海石食積加枳實山查血積加桃仁肉桂乳香氣鬱加木香砂仁此

隨症變通之大畧也

二賢散

治積塊進飲食

橘紅一片　甘草四兩　鹽五錢

右三味以水煮爛曬乾爲末每服三錢淡鹽湯下

有塊加薑黄五錢同前藥煮氣滯加香附二兩氣

虛加沉香五錢另入噤口痢加蓮肉二兩

丁香爛飯丸

治脾胃虛弱飲冷傷中食滯不化脘腹疼痛等症

丁香　木香　甘草炙

三稜　蓬朮各一錢　甘松

砂仁　益智各三錢　香附一錢五分

廣皮三錢

右十味共研細末蒸餅爲丸如梧子大每服一二錢開水送下

七轉靈應丹

治新舊諸積諸氣婦人血瘕小兒疳積一切心痛諸般蠱積

白蕪荑取淨末四錢　牽牛取頭末三兩　檳榔取淨末三兩
大黃取淨末三兩　木香取淨末四錢　雷丸取淨末三兩
錫灰一兩煨取淨末三錢
右七味取各淨末一處拌勻葱白一觔煮沸湯露一宿為丸如黍米大每服三四錢老年幼弱減半俱用葱白湯露一宿早晨空心冷下取出病根如欲大便須在內房不可見風日晚用温粥補之忌生冷硬物葷腥一月後用四君加減補助胃氣
一方有史君子一兩鶴虱五錢

賽金丹　胡甯憲

治氣血積聚胸腹間諸般痞塊兼治心胃氣痛

巴豆霜　麝　香各五錢　五靈脂去砂土淨

廣木香各一兩　生川烏五六錢者一個　母丁香二錢

右六味研細末用大黑棗三十枚去皮核微曬搗膏和藥丸如指頂大每日臨卧時松蘿茶送下一丸服至四十日不可間斷輕者無影無形重者仍有微影自可除根不發每次早饍勿食油膩午飯不忌惟麪食粘滯之物俱宜少進

左金丸

治肝藏實火左脇作痛兼治霍亂轉筋肝火內熾或吐青綠苦水者

川連六兩　吳茱萸取陳而開口者一兩

右二味同煑乾為細末米飲糊丸如菉豆大每服三錢陳木瓜五錢煎湯下吐酸味者竹茹生苡仁各三錢煎湯下

徐洄溪云張雨農司馬見余采此方極為首肯云嘗在都城見杜石樵少宰亦用此藥治愈多人也

理中丸傷寒論

治胸痺心胸痞氣一切脾胃虛寒嘔吐清水飲食不入完穀不化並治寒霍亂口不渴者

人參　甘草　白朮

乾薑各三兩

右四味搗篩爲末蜜和丸雞黄大以沸湯數合和一丸碎研温服之日三夜二腹中未熱益至三四丸然不及湯湯法以味依兩數切用水八升煑取三升去滓温服一升日三加減法若臍上築者腎

氣動也去朮加桂四兩尤氏云臍上築者臍上築
築然跳動腎氣上而之脾也脾方受氣朮之甘能
壅脾氣故去之桂之辛能下腎氣故加之按此陽
虛之腎氣動欲作奔豚也故去朮加桂以杜其上
凌之萌若陰虛而臍上築築者大忌剛燥之劑非
峻滋肝腎之陰不可蓋一為水動一為火動也

梅花丸

治體虛多鬱血熱氣滯木土相乘嘔瀉腹痛易感
痧穢霍亂者久服可杜外患兼除宿病亦主肝胃

久痛調經消癥止帶催生種子孕婦忌服

綠萼梅蕊三兩　砂仁三錢研勿見火　四製香附三兩

甘松　藊朮各五錢　山藥

茯苓各三錢五分　人參　黄芪

益智仁各三錢　遠志製二錢五分　桔梗一錢

木香一錢五分勿見火　甘草七分　飛滑石七兩以丹皮八兩煎汁煮透去丹皮曬乾

右十五味合研極細和勻煉白蜜搗爲丸每重一錢蠟殼封固臨用開水化服

此方調和血氣舒鬱培元男女皆可久服以杜諸痾不僅可已肝胃之疼而禦腸胃之亂也孕婦體堅或胎氣多滯者正宜用以宣展充暢惟虛而不固者忌之

參苓白术散 和劑

治久瀉及大病後痢後調理消渴者尤宜

人參二兩五錢　乾山藥一兩五錢　蓮肉一兩五錢去心

白术於潛者二兩　砂仁一兩　桔梗炒黃色一兩

白茯苓去皮一兩　薏苡仁　甘草炙各一兩

白扁豆去皮，薑汁浸炒，一兩五錢

右十味杵爲散，每服二錢，米湯調下。或加薑棗煎服。或棗肉和藥丸如桐子大，每服七十丸，空心米湯送下。或煉蜜丸如彈子大，米湯化下。

錢氏白朮散

治虛熱而渴，又小兒脾胃不和，諸病最宜。

人參　白朮　白茯苓

甘草　藿香　木香各一兩

乾葛二兩

右七味杵爲散每服三錢水煎温服如飲水多多與服之

按仁齋用本方加五味子柴胡各三錢分十劑煎服治消渴不能食

海藏云此四君子加減法亦治溼勝氣脱泄利太過故虚熱作渴在所必用

倍朮丸局方

治五飲留伏腹中鳴轉漉漉有聲

白朮薑汁拌曬一兩　乾薑炮　一　肉桂勿見火各一兩

右三味為末神麯糊丸如梧子大每服五七十丸食前淡薑湯下

實脾散

治陰水發腫用此先實脾土

厚樸薑汁製　白朮　木瓜去穰

大腹皮　附子炮　木香

草果仁　白茯苓　乾薑炮各一兩

甘草炙五錢

右十味杵為散每服四錢水一鍾生薑五片棗一

枚煎七分不拘時温服

按治水以實土爲先務不但陰水爲然方下所云治陰水發腫用此先實脾土然則其後將用何藥耶儼然陰水當補陽水當瀉之念横於胸中故其言有不達耳夫陰水者少陰腎中之真陽衰微北方之水不能蟄封收藏而泛溢無制耳倘腎氣不温則真陽有滅頂之凶矣實土以制水甯不爲第二義乎方中不用桂而用厚樸檳榔尚有可議耳

復元丹

治脾腎俱虚發為水腫四肢虚浮心腹堅脹小便不通兩目下腫

附子炮二兩　南木香煨　茴香炒

川椒炒去汗　厚樸薑汁製　獨活

白朮炒一兩　陳皮去白一兩　澤瀉一兩五錢

吳茱萸炒　桂心各一兩　肉豆蔻煨

檳榔各五錢

右十三味為細末糊丸如梧子大每服五十丸不拘時紫蘇湯送下

按此方合前方俱主脾腎之治而此方温煖腎臟之藥居多較前方稍勝然不用茯苓仍用檳榔厚樸終落時套矣

調榮散

治瘀血留滯血化為水四肢浮腫皮肉赤紋名為血分

蓬朮醋炒　川芎酒洗　當歸酒洗

延胡索醋炒　白芷　檳榔

陳皮　赤芍　桑白皮炒

大腹皮　赤茯苓　葶藶子

瞿麥各一錢　大黄醋製一錢五分　細辛

官桂　甘草炙各五分

右十七味杵爲散作一服水二鍾薑三片紅棗二枚煎至一鍾食前服

按瘀血化水亦縷外現其水不去勢必變瘀之血亦盡化爲水矣此方作一服原不欲多用之意但服後其水不行亦縷不減未可再服且用生血補氣之藥調三五日徐進此藥虚甚者必參附合用

得大力者主持其間驅逐之藥始能建功也

牡蠣澤瀉散 傷寒論

大病瘥後從腰以下有水氣者主之

牡蠣熬 澤瀉 栝蔞根

蜀漆洗去腥 葶藶熬 商陸根

海藻洗去鹹各等分

右七味異擣下篩為散更入臼中治之白飲和服方寸匕小便利止後服日三

牡蠣散

治虛勞盜汗不止

牡蠣煆　麻黃根　黃芪各等分

右三味杵爲散每服二錢水一盞煎至七分食前温服

消穀丸千金翼

主數年不能飲食

小麥糵　七月七日麴各一升　乾薑　烏梅各四兩

右四味擣篩爲末煉蜜丸如桐子大空腹酒服十

五丸日再稍加至三十丸其寒在胸中及反胃番
心皆差

資生丸

調和脾胃運化飲食滋養營衛消除百疾可杜霍
亂等患

人參酌用　白朮各三兩　橘紅
查肉　神麯各二兩　茯苓一兩五錢
甘草炙五錢　川連薑汁炒　白蔻仁各三錢五分
右九味研細末煉白蜜搗丸彈子大每食後細嚼

一丸開水下嚴寒時或用淡薑湯下

繆氏資生丸　治同上

人　參人乳浸飯上蒸烘乾　白　朮米泔水浸山黄土拌蒸九次曬九次去土切片焙乾

各三兩　查　肉蒸　橘　紅畧蒸各二兩

白茯苓細末水澄蒸曬乾入人乳再蒸曬乾　懷山藥切片炒

白扁豆炒　湘蓮肉炒　芡實粉炒黄

薏苡仁炒各一兩五錢　麥　芽炒研磨取淨麪一兩　藿香葉不見火

甘　草去皮炙　澤　瀉切片炒　桔　梗米泔水浸去蘆

蒸各五錢　川　連如法炒七次三錢　白蔻仁三錢五分

右十七味如法修事細末煉白蜜搗丸重二錢飯後白湯或橘皮湯砂仁湯嚼化下

按治法彙醫通蘭臺軌範載此方皆有神麴二兩其餘分兩亦稍有參差名醫方論有神麴無澤瀉廣筆記云妊娠三月陽明脈養胎陽明脈衰胎無所養故易墮也宜服此丸洄溪云此方治懷孕氣阻用兼消補之法以止嘔吐而固胎氣意頗可取余謂保胎止吐皆健運脾胃之功故曰資生夫脾胃位鎮中樞而司出納為人生後天之本一失健

運百病叢生凡衰老稚弱及饑飽不時勞逸過度思慮久傷之輩脾胃尤易受病若能常服此丸俾升降不愆周流無滯揮霍撩亂于是弭焉

脾約麻仁丸金匱

治腸胃熱燥大便秘結

麻仁五兩另研　大黄一觔蒸焙　厚樸薑汁炒

枳實麩炒　芍藥炒各五兩　杏仁五兩五錢

右六味為末煉蜜為丸如梧桐子大臨睡用白湯送下二十丸大便利即止此潤腸之主方

麴朮圓

治脾氣久虛不進飲食停飲脇痛

神麴十兩微炒　白朮五兩　乾薑

官桂各三兩　吳茱萸　川椒各二兩

右六味為細末煮稀糊圓如梧子大每服三五十圓生薑湯下食前稍空心服有飲加半夏麴二兩

平胃散　東垣

治溼淫於內脾胃不能尅制有積飲痞膈中滿者

蒼朮四兩米泔浸七日麻油拌炒　陳皮去白

厚　樸薑汁炒　甘　草炙各三兩

右四味杵為散每服二錢薑湯下日三服或水煎每服五錢加生薑三片如小便赤澁加茯苓澤瀉米穀不化飲食傷多加枳實胃中氣不快心下痞氣加枳殼木香心下痞悶腹脹者加厚樸甘草減半遇下加炒黃芩遇雨水淫潤時加茯苓澤瀉如有痰涎加半夏陳皮咳嗽飲食減少脈細加當歸黃芪脈洪大緩加黃芩黃連大便硬加大黃三錢芒硝三錢先嚼麩炒桃仁爛以藥送下本方加皂

麯名平胃丸能消食積蟲痞　本方加黄連二兩
薑汁炒　木香一兩名香連平胃散治食積發熱腹痛
作瀉　本方加藿香半夏名不换金正氣散治時
氣不正感冒夾食治時氣再加香豉　本方以蒼
朮换白朮加藿香紫蘇半夏茯苓白芷桔梗大腹
皮薑棗名藿香正氣散治水土不服感冒時氣夾
食治藜藿之人宜之　本方加人參茯苓名參苓
平胃散治脾虚飲食不化大便不實
加減思食丸

治脾胃俱虛水穀不化胸膈痞悶腹脇時脹食減嗜卧口苦無味虛羸少氣胸中有寒飲食不下反胃惡心及病後心虛不勝穀氣常宜服之

神麯炒黄　麥芽炒黄，各二兩　烏梅四兩　木瓜五錢　白茯苓　甘草二錢五分

右六味為末蜜丸如櫻桃大每服一丸細嚼白湯送下如渴時噙化一丸

徐洄溪云此收納胃氣之方用烏梅木瓜甚巧

枳朮丸東垣

治脾不健運飲食不化腹中痞積

枳　實炒焦一兩　白　朮土炒二兩

右二味共為細末用荷葉燒飯為丸如梧子大空心米飲下七八十丸

本方加木香砂仁各五錢名香砂枳朮丸治氣滯宿食不消　本方加橘皮半夏各五錢名橘半枳朮丸治痰飲兼併不化又本方加茯苓一兩炮薑五錢薑汁調神麴煮糊為丸如梧子大空心淡薑湯或米湯下三四十丸名深師消飲丸治停飲胸

滿嘔逆腹中有水聲不思飲食即胷著湯去甘草
之緩中加枳實以導滯也
王海藏云東垣枳朮丸本仲景枳朮湯至晚年道
進用荷葉燒飯為丸取留滓于胃也金匱治水腫
心下堅大如盤故用湯以蕩滌之東垣治脾不健
運故用丸以緩消之二方各有深意不可移易
保和丸丹溪
治食積酒積
山查二兩薑汁泡 半夏薑製 橘紅炒

麥芽炒　茯苓各一兩　連翹
萊菔子炒　黃連薑汁炒各五錢　神麯炒五錢如有便血易用紅麯

右九味爲末，水泛爲丸，加白朮二兩，名大安丸，治脾胃溼火氣阻之方也。

張石頑云：保和丸、大安丸二方用麥蘖傷腎氣，萊菔子傷肺胃之氣，恐非常服所宜，不如易枳實、香附，功用不殊而不致傷犯先後天之真氣也。

陳麯圓

磨積止泄痢治心腹冷痛

陳麴一兩五錢　乾薑　官桂

白朮　當歸　厚樸

人參　甘草各五錢

右八味為細末煉蜜圓如梧子大每服三四十圓温酒或淡醋湯下空心食前日二服

温脾散

治病後脾家受困脾喜温而惡寒故方名温脾而脾胃藥中多加肝經藥者惟恐肝木乘土之虛而

侵犯之所以欲補脾土必先泄肝木一定之理也

舶上茴香炒　青皮　陳艾

縮砂仁　桔梗　香白芷

厚朴各一兩　木香　白朮

香附子各五錢　甘草一兩五錢　紅豆蔻

良薑　麥芽　乾葛各三分

右十五味為末每服一錢水一盞棗一枚同煎至

七分食前溫服

枳殼散

治五種積氣三焦痞塞胸膈滿悶背膂引疼心腹膨脹脇肋刺痛食飲不下噎塞不通嘔吐痰逆口苦吞酸羸瘦少力短氣煩悶常服順氣寬中消痃癖積聚散驚憂恚氣

枳殼　三稜　橘皮

益智仁　蓬莪朮　檳榔

肉桂各一兩　乾薑　厚樸

甘草　青皮　木香

肉豆蔻各五錢

右十三味杵為散每服二錢水一盞生薑三片棗一枚同煎至七分熱服鹽點亦得不拘時候

又方

治心下蓄積痞悶或作痛多噫敗卵氣

枳殼 白朮各五錢 青附子一兩

檳榔三錢

右四味為細末每服二錢米飲調下日三服不拘時候

鞠窮圓

治脾胃中風溼臟腑泄滑

芎藭　神麯　白朮

附子各等分

右四味為細末即以神麯煮糊為圓如梧子大每服三五十圓食前米飲下

纏金丹

治五種積氣及五噎胸膈不快停痰宿飲

木香　丁香　沉香

檳榔　官桂　川椒

硇砂研　白丁香　肉豆蔻

飛礬各一分　馬兜鈴　南木香

五靈脂　瓜蔞根　半夏各五錢

硃砂三分留半為衣

右十六味為細末入硇砂硃砂二味同藥研和勻生薑汁煮糊圓如梧子大硃砂為衣每服三圓生薑湯下或乾嚼蘿蔔下

藿香安胃散

治脾胃虛弱飲食不進嘔吐不腐米穀

藿香　橘紅各五錢　丁香三錢

人參一兩

右四味杵為散每服二錢生薑三片水煎食前和滓溫服

紫金丹

治男子婦人患食勞氣勞遍身黃腫欲變成水及久患痃癖小腸膀胱面目悉黃

膽礬三兩　黃蠟一兩　青州棗五十枚

右三味於磁合內用頭醋五升先下礬棗慢火熬

半日以來取出棗去皮核次下蠟一處更煑半日
如膏入好臘茶末二兩同和圓如梧子大每服二
三十圓茶酒任下如久患腸風痔漏陳米飲下
按趙彥才下血面如蠟不進食蓋酒病也授此方
服之終劑而血止面色鮮潤食亦倍常新安有一
兵士亦如是與三百粒作十服亦愈

感應圓

治沉積

丁　香　木　香各五錢　乾　薑一兩

百草霜二兩，研　肉豆蔻二十箇　巴豆七十箇，取霜

杏仁一百四十粒　煮酒臘糟四兩　麻油一兩，如冬月增五錢，減臘糟五錢

右九味，以二香薑蔻為細末，并三味研極勻，煉油臘糟和成劑，油紙裹，旋圓如菉豆大，熟水下五七圓。此藥近年盛行於有數方，惟此方最高，用之的有準。

感喜丸局方

治飲食積滯，蟲痞脹滿，久痢久瘧，沉冷積塞

廣木香 肉豆蔻各四兩 乾薑泡炒二錢五分

杏仁四十粒去皮尖研 百草霜五錢 巴豆二十粒去皮心及油炒研

右六味以前三味為末入百草霜同研後入杏仁

巴豆霜研黄蠟一兩五錢酒煮一時入麻油七錢

溶化拌藥末勻乘熱作丸如菉豆大每服二三十

丸白湯下

徐洄溪云此方用黄蠟之義最精或加茯苓亦可

凡治積新病宜急下久病宜緩下此方治久患寒

積之症乃緩下法也

心按此方遵内經通因塞用之旨其用黄蠟作丸取其逗遛腸胃而爲緩攻之法也此丸治白濁奇效

訶子圓

治脾胃不和泄瀉不止諸藥不效

訶子皮　川　薑　肉豆蔻

龍　骨　木　香　赤石脂

附　子各等分

右七味為細末蒸餅和圓如梧子大每服四十圓
空心米飲下

訶子圓

治伏積注氣發則喘悶

訶子　白茯苓　桃仁
枳殼　桂心　檳榔
鼈甲　桔梗　白芍藥
川芎　川烏　人參
橘紅各等分

右十三味為細末煉蜜杵圓如梧子大酒下二十圓熟水亦得不拘時服

青娥丸局方

治腎虚為風冷所乘或處溼地或墜墮損傷或因風寒皆令腰重似有物垂墜此丸悉主之

胡桃二十枚去殼皮　破故紙酒炒六兩　蒜四兩熬膏

杜仲薑汁炒十六兩

右四味共為末搗和為丸如梧子大每服三十丸空心温酒下婦人醋湯下

芫花圓

治積聚停飲痰水生蟲久則成反胃及變為胃癰其說在靈樞及巢氏病源

芫花醋製乾一兩　乾漆　狼牙根

桔梗炒黃　藜蘆炒　檳榔各五錢

巴豆十粒炒微黑黃

右七味為細末醋糊圓如赤豆大每服二三圓加至五七圓食前薑湯下

潔古化水丹

治手足少陰渴飲水不止或心痛者本事治飲冷水多

川烏取大者四枚泡去皮　甘草炙一兩　牡蠣生二兩

蛤粉用厚者煆四兩

右四味為細末醋浸蒸餅為丸每服十五丸新汲水下心痛者醋湯下立愈飲水一石者一服愈

王海藏云此藥能化停水

按飲水過多亦有能消其火熱者而火熱既消反不能消水轉成大患者多有之潔古有見於此而

用川烏助火合之壯蠣蛤粉鹹寒共成消水之功也又恐絶退之火熱其根尚伏所以不多用之原有深意但不和盤托出以告人耳

控涎丹　三因

治脇下痰積作痛亦治瘍子瘰癧堅硬

甘遂煨麪裹　大戟煨麪裹　白芥子炒

右三味各等分為末糊丸如桐子大每服五七丸至十丸臨卧淡薑湯下驚痰加硃砂全蝎酒痰加雄黄全蝎驚氣成塊者加穿山甲鼈甲延胡索莪

朮臂痛加桂枝薑黃欬痰加風化硝寒痰加丁香肉桂川椒

按甘遂直達痰涎凝結之處大戟能攻胸脇之涎白芥子去皮裏膜外之痰能破支結之飲爲攻痰涎之峻藥凡形盛色蒼氣壯脈實之人有上諸症但用此藥數服其病如失若氣虚色白大便不實小便清利者而悞用之不旋踵而告變矣

續隨子丸

治肺經有溼通身虚腫滿悶不快或欬或喘

人　參五錢　漢防己五錢　赤茯苓五錢

寒食麪泡煨五錢　檳榔五錢　木　香五錢

葶藶炒四兩　續隨子一兩　海金砂五兩

右九味為末棗肉丸如梧子大每服三十丸桑白皮湯下

按攻下多過於峻此治肺經病以人參為君海金砂散以白朮為君差可耳

柏子仁圓

戢陽氣止盜汗進飲食退經絡熱

新柏子仁研　半夏麴各二兩　淨麴五錢慢火炒

人參　於白朮　麻黄根慢火炙拭去汗

五味子　牡蠣銀罐子内火煆用醋焠七次焙乾各一兩

右八味共為細末搗棗肉圓如梧子大空心米飲下三五十圓日二服得效減一服如愈即住作散調亦可

硇砂圓

治一切積聚停飲心痛

硇砂　三稜別末　乾薑

香白芷　巴豆去油各五錢　大黄別末

乾漆各一兩　木香　青皮

川椒各一分　檳榔　肉豆蔻各一粒

右十二味為細末釅醋二升煎巴豆五七沸後下三稜大黄末同煎五七沸入硇砂同煎成稀膏稠稀得所便入諸藥和匀杵圓如菉豆大年深氣塊生薑湯下四五圓食積熟水下白痢乾薑湯下赤痢甘草湯下血痢當歸湯下葱酒亦得

大紅丸

治血塊血蟲一切大人小兒積痞

真血竭　乳　香各一兩　硃　砂五錢

巴　豆四錢

右四味研極細末，初研散開，多研自潤成塊，磁盒盛之。看人大小虛實，小兒蔴子大三粒，大人荳子大三粒，俱溫水送下。行熱水作痛，偏積重多年者，先用史君子生熟各三粒，上午食之，下午方服前藥。前晚不可夜飯，置淨桶看藥與積俱下，否如藥未出，積亦未出，將溫酒一盃催之。

人參地骨皮散

治臟中積冷營中熱脈按之不足舉之有餘陰不足而陽有餘也

茯苓五錢　知母　石膏各一兩

地骨皮　人參　柴胡

生地黄各一兩五錢

右七味杵為散每服三錢生薑三片棗一枚水煎細細溫服間服生精補血地黄丸

按臟中積冷營中熱冷熱各偏為害不一此方但

可治營熱耳於藏冷無預也方後云間服生精補血地黃丸豈一方中而當兩涉耶又豈以治營熱為最急無暇分功於藏冷耶如法用之俟營熱稍清兼治藏冷要亦用藥之小權衡耳

芎歸血餘散

治傳屍勞瘵面赤五心煩熱

室女頂門生髮一團洗淨煆存性　芎藭童便浸

當歸三錢　木香　桃仁去皮各二錢

真安息如無蘇合香油代之　雄黃各一錢　全蠍三枚不去毒炒

降真香五分　獺肝一具如無以江上大鯉魚頭活截一枚酥炙代之

右十味為散新汲水煎月初五更空腹服頭煎日午服二煎

鼈甲生犀散

治傳屍勞瘵脾虛唇面手足清

天靈蓋一具酥炙男者色不赤黑不可用女者有赤黑色勿用　鼈甲一枚酥炙

虎長牙一枚酥炙　安息香　桃仁去皮

檳榔各五錢　生犀角鎊　木香

甘遂　降真香　乾漆炒令烟盡

真阿魏酒研各三錢　雷丸一錢　全蝎三枚醋泡炒香
地龍七枚先研和藥　穿山甲取四趾尾尖上者土炒三錢

右十六味為細末，每服五錢，先用香豉四十九粒，連鬚葱白七莖，石臼杵爛，新汲水碗半，童便半碗，內藥中煎取七分，入麝香一字，月初五更空腹溫服。少待必瀉出蟲，以淨桶盛之，鉗取付烈火焚之。如瀉不止，煅龍骨、炒黃連等分為末，沸湯下五錢。次日用白梅粥補之。

傳屍丸

治傳屍勞瘵初起元氣未敗者

鰻鱺魚斤觔外者七條

甑中先鋪薄荷葉四兩入鰻在内糝乾山藥粗末觔餘鍋内入去心百部一觔煮三炷官香候鰻爛極去薄荷取鰻與山藥連骨搗爛焙為末煉白蜜丸侵晨臨卧沸湯各服五錢

忍冬丸

治渴病愈須預防發癰疽

忍冬草根莖花葉皆可用之

石用米麴酒於瓶内浸糠火煨一宿取出曬乾入甘草少許為末即以所浸酒煮糊為丸如梧子大每服五十丸至百丸酒飲任下

按此方於四月間採鮮花十數觔搗取其汁煎成膏子酒湯任用點服養陰退陽調和營衛血脉凡係火熱熾盛之體允為服食仙方

殺蟲方

治消渴有蟲

苦楝根取新白皮一握切焙入麝香少許水二碗煎

至一碗空心飲之困頓不妨自後下蟲三四條類蚘虫而色紅其渴頓止乃知消渴一證有蟲耗其精液者

按酗酒炙煿積成胃熱溼熱生蟲理固有之不獨消渴一證為然臨症宜加審諦焉

黃連膏

治口舌乾小便數舌上赤滿津液不足除乾燥長肌肉

黃連一觔研為末　牛乳汁　白蓮藕汁

生地黃汁各一觔

右四味汁熬成膏搓黃連末和擣爲丸如小豆大每服二十丸少呷湯下日進十服

生地黃膏

治證同前

生地黃大者一握　冬白蜜　白茯苓各一兩

人參五錢

右四味先將地黃洗擣爛以新汲水調開同蜜煎至一半入參苓末拌和磁器密收用匙挑服

此二方一用苦寒合甘寒一純用甘寒相其所宜擇而用之治消渴之權衡大畧可知故並録之

藍葉散

治渴利口乾煩熱背生癰疽赤焮疼痛

藍葉　升麻　玄參

麥門冬　黃芪　葛根

沉香　赤芍藥　犀角屑

甘草生用各一兩　大黃二兩微炒

右十一味杵為散每服四錢水一盞煎至六分去

滓不拘時温服

麥煎散

治少男室女骨蒸黄瘦口臭肌熱盜汗婦人血風攻疰四肢

赤茯苓　當歸　乾漆

鼈甲醋炙　常山　大黄

柴胡　白朮　生地黄

石膏各一兩　甘草五錢

右十一味杵為散每服三錢小麥五十粒水煎食

後臨卧服若有虛汗加麻黄根一兩

按此方治肝肺脾胃火盛灼乾營血乃致口臭肌熱可驗故用潤血行瘀之法以小麥煎之引入胃中蓋胃之血乾熱熾大腸必然枯燥服此固可無疑然更加人參以助胃之真氣庶可多服以取效耳

萬病無憂酒

治諸般風氣五痺左癱右瘓四肢頑麻口眼歪斜骨節痠疼諸般寒溼腰膝不舒步履艱辛血氣凝

滯等症效難盡述

防風五錢去蘆　全當歸七錢五分　秦艽五錢去蘆

枸杞子一兩二錢五分炒　羌活五錢　鼈甲五錢炙

虎脛骨五錢酒浸焙乾酥炙　白朮五錢土炒　乾茄根二兩飯上蒸

杜仲七錢五分薑汁拌炒　蒼耳子一兩搥碎　川牛膝五錢去蘆

油松節五錢搥碎　川萆薢五錢炙酥　晚蠶沙五錢炒

右十五味各如法炮製裝入夏布袋內用酒罈一隻用好高粱燒酒十觔以酒與藥袋並入罈中即將罈口封好浸十四日再將罈酒放入鍋內隔水

懸煮一時許取罈埋入土内退火氣三日隨量酌服取飲時不可面向罈口恐藥氣衝面壞目飲酒不可間斷忌食發風動氣等物

史國公藥酒

治諸風五痺左癱右瘓口眼喎斜四肢疼痛七十二般風二十四般氣其效不可盡述

當歸　虎脛骨酥炙　羗活

防風　川萆薢　晚蠶沙炒

川牛膝酒浸　松節各二兩　枸杞子五兩

秦艽　　蒼耳子炒槌各四兩　鼈甲醋炙一兩

乾茄根蒸熟八兩

右十三味用無灰酒一大罎將絹袋盛藥懸於酒內密封固候十四日後開罎取酒取時不可面對罎口每飲一盞勿令藥氣斷絕飲盡病痊將藥渣曬乾為末米糊丸如梧子大每服七八十丸空心溫酒下忌食動風辛熱之物此藥可以常服

按治風治痺藥酒方亦不可少此方平中之奇功效頗著後有增入白花蛇一條者此以腸胃試其

毒吾所不取

五加皮酒

治胸膈疼痛風溼諸痺能辟寒邪通利三焦和營衛壯筋骨大有裨益可以常服

五加皮二兩　當歸身　陳枳殼

廣陳皮　川牛膝　焦山梔

肥知母　砂仁各四錢　生地黄

宣木瓜　白菊花　紅花各五錢

淡黄芩八錢　千年健　西洋參

佛手柑　山柰　雲茯苓
紫丁香各三錢　小川芎　肥玉竹
粉甘草各四錢　華澄茄二錢　上白蜜
白冰糖各三觔　燒酒四十觔
右二十六味將絹袋盛好放入甏内滿月不拘時飲之

軟脚散

遠行健步倘行遠路者撒少許於鞋内步履輕便不生箴疱足汗皆香

防風　白芷各五錢　川芎

細辛各二錢五分

右四味共研細末磁瓶收貯

烏金丹

染鬚黑久

清煙好墨一塊嵌大紅鳳仙梗中仍將剜下者掩紮好以泥塗之有花摘去勿令結子候兩月餘自壞取出又將青柿去蒂鏤空入墨仍將柿蒂掩紮好埋馬矢中七晝夜收藏鉛盒中臨用以龜尿磨搽則黑透

鬚根經月不白且不傷鬚

取龜尿法用三脚竹架頂起龜腹令足無著不得扒動置大盆中以受其尿將豬騣唾滋蘸麝香細末撚入鼻孔其尿即出或用麝香撚紙條燒烟薰其鼻尿亦出

赤金散

染鬚黑潤不燥久不傷鬚

紅銅落打紅銅器落下者滚水淘淨銅杓中炒赤米醋煅七次每料用三錢

川五倍如菱角者佳碎如豆粒去末無油鍋內炒先赤烟次黑烟起即取如泥若不透則不黑又

不可太過則鬚色緑第一要火候得宜將磁青布一方包壓地下成塊每料一兩

枯礬三錢　何首烏乾者碎為粗末炒黑存性忌犯鐵器

沒石子碎如米粒醋拌煅黑存性

右五味各為極細末入飛麪三錢和匀每用二三錢量鬚多少臨用每錢入食鹽一釐濃煎茶漿調如稀糊隔水頓熱候氣如蒸光如漆再調匀先將肥皂洗淨鬚上油膩拭乾乘熱將刷子脚搽上稍冷則不黑以指揑鬚細細碾匀搽完以紙掩之晨起以温水洗淨須連用二三夜即黑亮如漆過半

月後鬚根漸白只用少許如法調搽白根上黑處不必再染

又方無沒石子何首烏有青鹽三錢細辛一錢